李宗恩——著

當張仲景遇上史丹佛

新冠肺炎治癒率 100% 的名中醫，
用科學思維帶你理解經典中醫，遠離病苦

$$\nabla \cdot \mathbf{E} = \frac{\rho}{\varepsilon_0}$$
$$\nabla \cdot \mathbf{B} = 0$$
$$\nabla \times \mathbf{E} = -\frac{\partial \mathbf{B}}{\partial t}$$
$$\nabla \times \mathbf{B} = \mu_0 \mathbf{J} + \frac{1}{c^2}\frac{\partial \mathbf{E}}{\partial t}$$

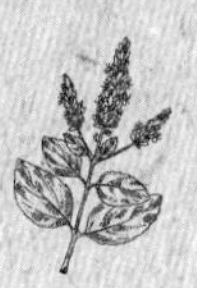

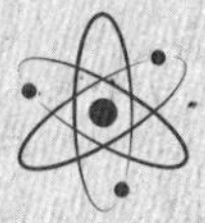

推薦序

古老醫學現代化的挑戰之路

李飛飛

我很榮幸地受邀推薦我摯友李宗恩博士的新書《當張仲景遇上史丹佛》。這本書很獨特，李博士是一位資深的中醫專家和臨床醫生，卻也是一位經過嚴格科學訓練的科技人，在大膽蛻變深入中醫之前，他在矽谷有著成功的科技生涯。本書反映了李博士與眾不同人生歷練下的洞悉力，文字清新流暢，內容時而讓人驚豔，時而讓人深思反省。

中醫和現代科學似乎是無限分開的兩個世界，然而，李博士個人和他筆下的討論，為讀者開啓了一個難得的窗口，窺見兩個充滿衝突卻又永遠相互纏繞世界的並存對偶性（duality of existence）。李博士的旅程，象徵著古老醫學現代化的挑戰之路，同時也象徵著對凡事以科技來定義的現代生活之深刻反思。李博士帶領我們尋求看待這兩個世界的全新方式，我對李博士帶領我們探索的旅程深深感到興趣，也期許讀者一起參與這趟旅程！

（本文作者為人工智能專家、美國國家醫學院及國家工程學院雙院士、史丹佛大學工程學院講座教授、史丹佛大學「以人為本人工智能研究院」共同院長）

Challenging Path of the Modernization of an Ancient Medicine

By Fei-Fei Li

I'm honored and humbled to be asked to recommend my friend Dr. Andy Lee's new book. I find this book very unique. The voice of Dr. Lee is that of a deep Chinese Medicine clinician and expert, but also a rigorously trained technologist who has carved a very successful career in the heart of Silicon Valley before the daring transition to a new career as a Chinese Medicine doctor. This book is a pleasantly easy and smooth read, yet oftentimes beautiful and introspective.

The worlds of Chinese Medicine and modern science seem to be infinitely apart, just like the worlds of Taiwan and the Silicon Valley. Yet, in Dr. Lee and his words, we the readers are given a rare glimpse into this duality of existence of two possibly conflicting yet eternally revolving worlds.

The journey taken by Dr. Lee symbolizes the challenging path of the modernization of an ancient medicine, as well as a soulful reflection of the technologically defined modern lives. Dr. Lee is leading us to seek a new way of looking at both worlds. I'm intrigued by the journey that he is taking, and I sincerely invite the readers to join him on this journey together.

(Dr. Fei-Fei Li is a world leading expert in Artificial Intelligent. She is the inaugural Sequoia Professor in the Computer Science Department at Stanford University, Co-Director of Stanford's Human-Centered AI Institute, and elected Member of both the US National Academy of Medicine and National Academy of Engineering.)

推薦序

當代張仲景，開創新中醫

李文華

很榮幸能先閱讀好友李宗恩博士的新書《當張仲景遇上史丹佛》，非常高興寫下我的感受。

經由柏克萊學弟、好友王南雷博士的引薦，我認識了李宗恩博士。宗恩是一位奇才，從臺大物理、史丹佛電機、柏克萊的MBA，到成爲中醫大師倪海廈的關門弟子，讓我讚歎這位世界級的臺灣傑出人才。

身爲專攻癌症的分子生物學者，我對古老中醫有一分莫名的崇拜及熱愛。西方生命科學及醫學在本世紀有耀眼的進步，卻仍有許多無法解決的瓶頸。譬如若想從分子生物的角度去了解生命及人體的運作，並非永遠無法企及，但也要耗費數百至千年的鑽研努力，這正是目前所看到無休無止的生命科學研發過程。

如同分子生物學，中醫學更是如此。歷經千年的古老學問，在理論面及應用面總是挾著一團迷霧。中醫的深奧，令人難以全面了解，因此常被誤認爲不科學。然而，宗恩具備嚴謹的科學訓練，對中醫的造詣更是宏觀、深入。他提倡西醫精準化檢驗、中醫客製化治療的模式，如此便能印證中醫的科學性及有效性，為中醫學的根基開創高峰。

宗恩在書中列舉的疑難雜症，正是人體最困難的三大體系：「免疫」「神經」及「代謝」所造成的問題。他詳盡地解說治療的過程及效果，但仍無法一窺其中過程變化的奧妙；若加入精準檢測，整個療程將更加客觀與科學化，相信很快就會開啓中醫學的燦爛前景。

宗恩無疑是醫界的奇葩，更是中醫界的現代張仲景。我期待不久的將來，他會超越張仲景，為中醫做出巨大的貢獻。這本好書值得學醫的人、健康的人及醫界領導者仔細一讀！

（本文作者為中央研究院院士、美國國家發明家學院院士、臺灣中國醫藥大學前校長、加州大學爾灣分校Bren講座教授暨系主任）

推薦序

物理忌妒：無用之用，是為大用

張慶瑞

李宗恩是我剛回臺灣任教時的學生，我是他應用數學的老師。臺灣大學物理系的數學一直是物理系自己教，主要邏輯是物理系用的數學是要解決物理的工具，這與數學系的數學概念並不相同。宗恩當時是資優保送生，物理系那時有一群非常優秀的高中保送生，同儕互相刺激，要拿到高分非常困難。宗恩不但成績好又很外向，喜歡發問，而且他與他夫人是當時物理系的班對，所以我印象非常深刻。

他畢業後，我斷斷續續由同學口中聽到他的職涯轉變，但並未特別放在心上。一直到二〇〇九年，我因爲在國科會國合處服務，到美國史丹佛大學訪視當時我參與啓動的Stanford-Taiwan Biotechnology（STB），聽到宗恩居然已經變成灣區的名中醫師，有點訝異，但也不是特別難理解。因爲聰明的人，只要有恆心，做什麼事都會成功。

後來，我們就一直透過微信聯絡。二〇一六年，我擔任臺大副校長時，因爲參加臺大北加州校友會，與宗恩面對面深入交談，才知道他因爲困惑於父親的疾病，而深入研究醫學，進而拜入倪海廈門下，成爲關門弟子。他那時就告訴我不少神奇故事，我那時由於事務繁忙，對於這類我理解知識以外的事情，基本上是聽了就儲存在腦中，作爲日後備用的資料。

二〇一九年我離開行政職後，便有許多時間思考，跨領域學問引起了我極大的興趣。物理訓練最強大與扎實的是科學邏輯方法論，複雜系統模型簡單化再加上數學預測化。其實，物理眞正的本質訓練就在以簡馭繁，好的物理學家對事物的看法具備強大的簡約能力。

在一九七〇年代，科學界出現一個有趣的名詞叫「物理忌妒」（Physics Envy），就是生物學家及其他領域的學者看到數學在物理學科如此成功，就想要複製物理成功的經驗；奇怪的是，只有在少數有些許成效，但基本上無法像物理一樣成功！也因此忌妒物理可以成功使用數學。物理忌妒不是忌妒物理，而是忌妒爲什麼數學工具只能在物理上成功？看起來像是上帝特別寵愛物理，便引起大家忌妒。

跨領域的互動永遠是新知識的淵藪，現代的斜槓世代就是跨多領域的人才，然而老祖宗卻告訴我們「鼯鼠五技而窮」，顯然歷史法則指出：沒有專精學門，是不容易出人頭地的。今日由於學問複雜與廣泛性提升，有些學問必須要跨領域互動才能了解與掌握問題所在，進而激發出解決的科學方法。而且這些跨領域互動初期必須沒有目的，才有機會激發出原創想法。

我最近與三創文化基金會合作推動「無用論壇」，就是希望利用跨領域對談培養一流人才。宗恩跨多學科的過程，學習動機多以好奇心爲出發點，從未想到有用沒用。今天能成爲華人界中醫祭酒，就是「無用之用，是爲大用」的最佳典範。

《當張仲景遇上史丹佛》這本書的內容，雖然只是記載宗恩多年來所看到的各種疑難雜症，但從書名就知道這裡面其實也傳達了現代跨領域的重要意念，更嘗試由現代科學來看中醫的邏輯。

我最近常與跨領域人談知識論，知識大致可分成：

一、知道的知道：工程

二、知道的不知道：待了解的學問，也是已知與未知的交界

三、不知道的知道：經驗法則，但常可以重現

四、不知道的不知道：怪談與傳說

人類累積的已知越來越多，「知道的不知道」就越多。物理學現有的知識是標準的「知道的知道」，但是有許多學問我們不斷在使用，也很有效，卻不完全知其所以然，我

稱之為「不知道的知道」。中醫就是其中一種，這就是直覺與經驗的累積。

中醫的重現率不像物理學那般精準，也在於不完全知其所以然，所以急需要累積更多的數據，並有時間由「不知道的知道」發展轉化成「知道的知道」的狀態，這非常需要利用物理學的既有發展經驗來協助加速轉化的過程。

宗恩具有充分的跨多領域專業訓練，相信在取得更多的中醫案例後，將有大智慧將中醫推動成「知道的知道」範疇。宗恩傳承東漢張仲景延續至倪海廈的正宗中醫思維，再結合臺大物理系的科學邏輯基礎訓練，經歷史丹佛與矽谷應用科技的淬鍊，中學為體，西學為用，未來必定能真正完成「西醫精準化檢測，中醫客製化治療」的至高無上理想。將宏觀醫學與微觀醫學並用，強固個體本身，隔絕入侵病毒。

本書是宗恩超越張仲景的起點，胡適的朋友以「我的朋友是胡適之」為榮，我深為「我的學生是李宗恩」為傲。

（本文作者為臺灣大學前代理校長、臺灣大學特聘教授、中原大學講座教授）

推薦序

帶您認識宏觀、科學、邏輯的中醫

李克明

摯友李宗恩醫師的大作《當張仲景遇上史丹佛》問市，囑余作序，讓余有機會先睹爲快，把書一口氣讀完，深有啓發！

這書可以勵志，宗恩兄生動自述了多次柳暗花明又一村的成長經歷，讀者會嘆道：有爲者亦若是！

這本書記載了寶貴的中醫臨床醫術，以約三十個案例，分享了涉及的療程和依據的奧妙中醫醫理，有心的同道同好可以切磋研究！本書更闡述了宗恩兄所體悟的中醫醫道，毫無保留地分享了他所期許的中醫角色、醫病關係、「西醫檢測，中醫治療」！

中醫是中華文化的精髓，中國人都聽過中醫，許多人也看過中醫，就連外國人也知道針灸，但非中醫專業人員對中醫固然霧裡看花，中醫醫者受限於中醫的培育方式、產業結構及強勢西醫，也難免有故步自封、見樹不見林的迷失。

宗恩兄君子不器，斜槓人生，具備跨領域、扎實的專業訓練，故能在親承倪海廈大師的教導後，以宏觀廣角的視野、嚴謹的科學態度、縝密的邏輯思考，在多年臨床中驗證神奇奧妙的中醫醫理，並據此提出振興中醫的看法，讀來醍醐灌頂，茅塞頓開！

余強力推薦《當張仲景遇上史丹佛》！嚮往中華文化，想一窺中醫奧妙者該讀；想在治標的西醫之外，找到替代方案的中醫師、中醫同好、病人該讀；掌管國家醫療、公衛政策、中醫發展的領導者更應該閱讀！

（本文作者為《當孔子遇上哈佛》作者、前元大國際資產管理及元大創業投資董事長、由跨國商務律師、金融高階經理人斜槓的傳世經典推廣者）

推薦序

經方中醫的最佳入門書

王南雷

近二十年前，我透過科技新創認識李宗恩博士；之後得知他為了照顧其先尊的肝癌，拜倪海廈為師學習中醫。十年前他全職投入中醫，讓周圍的科技朋友非常吃驚。

接著，李醫師等弟子邀請倪老師在矽谷做了一次千人的演講，當時是我第一次接觸到經方中醫！在好奇心的驅使下，我常以科技人追根究柢的習慣向他請教。

有次李醫師與其師弟討論關於眩暈的治療，兩位醫師的病人都有眩暈的症狀，但竟然使用不同的藥方治療！我追問這是怎麼回事？原來病人除了眩暈外，其他的症狀都不同；逼著他翻開《傷寒論》，檢視這兩個病人的案例，我這才學到原來病因不同，表現的症狀除了眩暈之外都不同，當然下藥也不同。另一次，我問李醫師下藥的分量如何拿捏，尤其是草藥等問題。他看著我說，反饋迴路：視病人的反應而調整。這與麻醉做法相似，也是現在講求的「個人化醫療」做法。

如同一般高科技人，李醫師也歡迎疑難雜症的考驗。二〇二〇年，他指導河南通許縣人民醫院，以「西醫檢測，中醫治療」的方針治療新冠肺炎，更是檢證經方中醫效力的一個明確臨床驗證。很高興他能匀出時間，以臨床經驗深入淺出地闡述經方中醫的觀念及做法，爲關心中醫的朋友們編寫了一本極佳的入門書籍。

（本文作者爲矽谷創業家及新創導師、前工研院資通所技術長、小蘋果園計畫主持人、臺灣創新創業中心首任執行長）

contents

【目錄】

contents

contents

contents

人生從來沒有真正擁有什麼，一切都是上天借給我們來體驗這個世界的，
而我們轉借給別人的越多，上天借給我們的也越多……
這就如同自然定律中，能量藉由阻力最低的路徑傳遞，
我們傳遞出去的好事越多，發生在我們身上的好事也越多。

‧緣起‧

當中醫遇上科學思維

我擁有史丹佛大學電機工程博士，以及柏克萊加大企業管理碩士，曾經是矽谷工程師、科技公司創辦人及投資管理人。然而，我現在是一名中醫師，中醫經方泰斗倪海廈老師的指定傳人。這本書是我的故事、中醫理念及臨床醫案。

十一月底，矽谷科技中心柏拉阿圖小鎮（Palo Alto）下著綿綿細雨，窸窸窣窣的冷風將地面鋪滿了黃色銀杏及紅色楓葉，充滿了詩意，卻也呈現出秋天的肅殺淒涼，提醒人們一年又即將過去。

我冒著斷斷續續的雨滴，帶我的狗在家附近散步，鞋子踩在濕透的落葉上，人行道上大大小小的水灘，漣漪般的水紋一圈一圈地散開，似乎在觸動一個一個陳舊的記憶，許多沉在內心深處的感傷與思緒，又浮現到表面。想著想著，想起大半年前出版社聯絡我，希望我能寫本書，敘述我的人生轉變和中醫故事，遲遲沒有答應。或許工作真的忙碌，或許寫書時間眞的不足，然而，更重要的原因是不知道該從何說起。

報章雜誌常常以極簡單的方式來解釋許多的改變，發生了某些事，遇到了某個人，世界開始翻轉，然後就變成了今天這個局面。其實，事情往往沒有那麼單純，就好像蘋果公司創辦人賈伯斯說的，人生有很多的點，一個點連接到下一個點。直到三十年、四十年後才會發現，原來人生的每個點都有意義，拿掉了一個看起來不起眼的點，最後的結局會變得很不一樣。

所以，爲了要讓人眞的了解一件事情，往往得拐許多彎，從一個一個不起眼的點說起，道出零零散散的段落，整篇故事也就展開了。那我的故事該從哪個點開始說起呢？既然書名定爲《當張仲景遇上史丹佛》，那我們就從「史丹佛」開始談起吧。

來到史丹佛大學，成為矽谷科技的一分子

史丹佛大學是世界最頂尖的大學之一，錄取率全美最低，也是造就世界科技首都矽谷背後的推手，許多主導世界科技的公司都脫離不了史丹佛大學的影子。

將近三十年前，我剛從臺灣大學拿到物理學學士，史丹佛大學給了我條件很好的全額獎學金，希望我來攻讀電機工程碩士、博士。那個時候，史丹佛電機工程研究所已經是世界排名第一，想要進入就已是難上加難，受到如此厚重的邀約，我受寵若驚，沒考慮多久

就接受了。這個「順水推舟」的決定，或許已經鎖定了我未來十多年的方向。

我沒有辜負史丹佛大學的期待，史丹佛電機工程博士平均修業年數爲六年半，我從開始念碩士到取得博士學位，只花了四年多一點點。雖然沒有破紀錄，但其中有一年半的時間，我同時在矽谷高科技公司擔任工程師，一面全職工作，一面做博士研究。

史丹佛大學對我的研究十分肯定，爲我申請了分量不輕的科技專利。而在這四年多裡，我也不只是當個書呆子，還擔任臺灣學生會會長及幹部兩年，帶大家吃喝玩樂，也從剛開始學習潛水，得到開放水域潛水員的認證，再訓練成進階潛水員、救援潛水員，到職業性質的潛水長……這些大概是那些修業速度破紀錄的博士生沒有嘗試的。或許，你會問我是怎麼做到的，那我們就得把故事的點，再往前推個十多年。

哈佛大學的啟發

其實，我小時候被大家認爲笨笨的。我從小身體不好，非常瘦弱，爸爸媽媽擔心我會出問題，不准我到處亂跑，也不准我做激烈的活動，對我的課業也沒有什麼期待。那個時候，我的頭腦裡沒有念書這件事，上課下課好像只是習慣動作，我的世界好像只有兩件好玩的事，一是跟我家養的大狗打鬧玩耍，二是想盡辦法找家裡的電器、機械來拆開，看看裡面的結構是怎麼一回事，再重新裝回去。無論你說我那時是天眞無邪，還是傻裡傻氣，多年後回頭看，我倒覺得那段時期培養了我的觀察力及立體空間的思維能力，至少我的童年算是挺快樂的。

剛上國中沒多久，大概是稍微懂事了一些，我突然覺得自己應該要好好念書了。不確定爲什麼，當我決定開始好好念書後，心境變得非常平穩，可以連續好幾個小時毫不分心地研讀教科書，這樣的念法，考試成績不好也難。

那個時候，臺灣教育部正好大力推展資優教育，特別是爲了培養基礎科學人才，從國中、高中到大學有一系列的培育計畫。而考試成績優異的學生，很容易被當成資賦優異，我也就被選入教育部的資優計畫，沒有考過一次聯考，從國中保送到高中，再從高中保送到大學。因爲整個計畫是爲了培養基礎科學人才而設立的，保送大學的科系只能選擇物理、化學、數學或生物。「順理成章」地，我選擇其中排名最前面的臺大物理系。然而，這又是人生的一個點，看起來沒什麼特別，卻讓我深深喜歡上了物理學，影響我一生看這個世界的角度。更重要的是，這個點也決定我遇到了我的另一半，愛情、婚姻與家庭從這個小小的點，慢慢延伸出來。

另外有一個點，在我大學的時候發生，回頭看來，又是一個變化的種子，等待著時機發芽。保送上臺大物理系，有許多的好處，其中最直接的影響是讓我得到了一項當時非常難得的獎學金「朱經武超導材料科學獎學金」，而藉由這個獎學金的安排及朱經武教授的幫忙，大三升大四的夏天，我到了哈佛大學學習了一個暑假。

那個暑假在我人生中很特別，特別的地方倒不是學術研究，畢竟暑假期間沒什麼教授留在校園，經費也不是哈佛大學出的，因此我不需要嚴肅地寫報告或發表成果。特別的地方是，二十歲的我來到了文化色彩濃厚的波士頓，白天在哈佛大學和麻省理工學院竄來竄去，晚上及週末到哈佛廣場、昆西市場、自由步道等地遊走，看看異國的風情，聽聽街頭藝人的歌聲，對一個一直專注在物理學書本的大學生而言，那個衝擊力是無比的強大。

同時，那段時間經由一位學長幫忙尋找，我住在哈佛大學法學院後面一棟出租的房子裡，每天都得穿過法學院才能到哈佛大學的主要校區。漸漸地，我經過法學院時會刻意放慢腳步，看看演講公告、牆壁上刻的字句、轉角的人物雕像等。有一股思緒湧上來，我開始問自己，這一生是不是應該做一些與人互動更多的事情，而不是埋首在物理理論、數學式子裡面？在那之前，我幾乎認定我的工作生涯會在一堆電腦及儀器中度過大半。

在楓葉剛剛開始轉紅的秋天，雪季尚未來臨前，我從波士頓回到了臺灣，那時我已是大四的學生了。雖然波士頓的漣漪依然在心裡盪漾，面對現實的生活，申請研究所還是專注在物理及電機工程。在資優保送、朱經武獎學金、哈佛短期研究等經歷的加分下，申請研究所比我預期的順利，最後要在兩份旗鼓相當的全額獎學金下選擇一個：哈佛大學應用物理研究所，或者史丹佛大學電機工程研究所？那時我還是個血氣方剛的年輕小夥子，擺脫不了夢幻人生的誘惑。科技巨擘的故事把矽谷捧上了天，文化濃厚的波士頓終究沒有科技創新的矽谷來得吸引人，就這樣我來到了史丹佛大學，成爲矽谷科技的一分子。

當「中醫醫聖張仲景的經典學說」遇上「現代大學史丹佛的科學思維」

零零散散寫了許多，雖然是在交代故事，但我眞正想要表達的，是在提到任何與中醫相關的話題前，讓大家了解我的理工背景是很扎實的，受過非常嚴謹的科學及邏輯分析訓練，從量子物理的嚴密數學推衍、無線通訊軟硬體的系統設計，甚至到後來複雜的公司購併及投資財務分析，無一不是嚴格的「科學分析」與「實事求是」。

爲什麼要先強調這一點？我聽過太多人說「中醫不科學」，問題是，當你評論一件事情「科不科學」，你得先對「科學」有足夠的認識與訓練。如果一個人對科學的認識只像井底之蛙，那這個人對一件事情科不科學的評論，就好比以管窺天。

當然，想要評論中醫科不科學，除了深厚的科學背景，還得對中醫有足夠的了解。畢竟如果沒有深入了解一件事情，如何能公平地評論呢？坊間有很多人，對中醫的認識連皮毛都沒有，卻大肆地說中醫是僞科學、騙人的。當然，這不能完全責怪那些人，中醫這個古老的行業裡，充斥了非常多似是而非、行騙江湖的人事物。就算是中醫的鐵粉，被騙了幾次後，也會對中醫完全失去信心，這也是目前中醫最大的問題與瓶頸。

既然提到了中醫，我們故事的述說，由「史丹佛」轉到了「張仲景」。張仲景，名機，字仲景，東漢人，被奉爲「中醫醫聖」，編著的《傷寒雜病論》被奉爲「中醫之魂」，與《黃帝內經》並列爲中醫最重要的書籍。本書書名定爲《當張仲景遇上史丹佛》的意義是——當「中醫醫聖張仲景的經典學說」遇上「現代大學史丹佛的科學思維」。

接觸中醫的契機

我是怎麼開始接觸中醫的？回溯前面述說的故事，我原本跟中醫一點關係都沒有，不要說去評論中醫科不科學，連「中醫」兩個字都從未在我腦海裡出現過。如果你硬要問我，我或許也覺得中醫很不科學，甚至覺得中醫已經該被淘汰了。

十五、六年前左右，我父母從臺灣來美國跟我們住了好一陣子，一方面希望能多陪陪年幼的孫子，另一方面讓我們帶他們在美國吃吃玩玩。他們挺喜歡加州的生活，可惜美國旅遊簽證六個月很快就到期了，他們非得回臺灣。回到臺灣後，我哥哥覺得弟弟陪爸爸媽媽半年，他也該替父母做些什麼，盡盡孝道。那個時候，臺灣流行貴賓健康檢查，花一大筆錢到五星級旅館般的醫院住上幾天，醫生們對你客客氣氣，驗血、驗尿、核磁共振，什麼檢查都做一次，確定「早發現、早治療」。因此，我哥哥很盡孝心地幫我父母安排了最頂級的健康檢查。

這本來也不是什麼大事，父親在五星級醫院待了幾天，每天像劉姥姥進大觀園一樣，到不同的科室檢查，碰上各種光鮮亮麗的醫學儀器，還讚歎現代醫學的偉大。幾天檢查下來，除了年紀較長的人常有的小毛病外，父親沒什麼大問題。就在健檢醫院準備「歡送」我父親出院時，一位資深醫師看到了肝區掃描好像有個小白點，有些疑慮。既然是高付費的貴賓健康檢查，醫院就免費幫忙再多做了些詳細的檢查。

這一個出院前的小小轉折，很快變成了狂風暴雨。專科醫生認定那個小白點是肝癌腫塊，一開始說仍不嚴重，只有一公分左右，估計已經慢慢成長了十年，簡單的栓塞手術即可去掉。第一次栓塞後，果然腫瘤迅速縮小，可是不到三個月，新的肝腫瘤冒出來，竟然有五、六公分，比上次發現的大了五倍，可見癌症從本來的慢慢發展變成了急速成長。

這次靠著親朋好友的大力幫忙，找到了號稱全臺灣最厲害的肝癌專家，決定再次栓塞。這第二顆腫瘤也在栓塞手術後迅速縮小，然而，不到三個月，又有新的肝腫瘤冒出來，這一次變成可怕的十一公分，連醫生都不相信腫瘤可以長得這麼快，只能說那叫作

「多發性肝癌」。依照原訂計畫，醫生打算做第三次栓塞手術，就在準備進入手術室時，檢驗科發現黃疸過高、腎臟功能低下，如果進行全身麻醉，可能會導致死亡，因而緊急取消手術。

無法進行栓塞手術，那怎麼辦？這個時候，所有參與父親治療的醫生基本上都放棄了，唯一的建議是：你們要不要考慮到其他國家，花大筆經費想辦法做換肝手術？如果換肝成功，一年的存活率也很小；如果不換肝，父親的肝癌很快就會導致極大的疼痛，痛到連嗎啡也止不住！

西醫臨床治療上的限制

在父親治療肝癌的過程裡，一開始我十分信賴西醫，尊重他們的專業知識及經驗，畢竟隔行如隔山，想必醫生的建議會比我們自己胡亂猜測好多了吧。然而，很快的，嚴謹科學訓練下的邏輯思維開始提醒我，事情的發展似乎不太對勁。

栓塞手術的理由是藉由阻斷血液供給腫瘤，讓腫瘤無法得到營養而凋零。聽起來好像很合理，然而，爲什麼栓塞手術縮小了原來的腫瘤，卻激發了其他位置腫瘤的急速成長？第一次栓塞手術就觀察到了這個危險的反應，爲什麼西醫還要做第二次、第三次的栓塞手術？更重要的是，如果最早發現的腫瘤花了十年的時間才長到一公分左右，那麼若不去治療這個腫瘤，即使它繼續成長，我父親是不是也還可以再活個十年、二十年？許許多多的疑問在我腦中不斷出現，而既然我算是很會念書、做研究的，爲什麼不能集中精力深入了解父親的病情發展及醫療方式呢？雖然我不太可能找到好的解決辦法，但至少應該可以看出什麼蛛絲馬跡，分析出其中的問題所在。

就這樣，我開始查詢各種醫學資料，開始做研究，請教各類醫學專家。很快的，兩個令人震驚的發現打在我的臉上：第一，肝癌栓塞手術，平均術後存活時間只有十一個月，以我父親一開始的情況而言，根本是個錯誤的選擇，不做任何治療，我父親絕對可以吃喝玩樂遠超過十一個月；第二，無論化療、放療，或者其他任何讓癌症細胞凋零的方法，只要癌症細胞不是瞬間死亡，凋零的癌症細胞會釋放出化學物質來激活其他潛伏的癌症細胞，這些方法注定導致癌症復發及轉移，只是時間早晚的問題。

這些並不是西醫學術上的缺失，很多醫學研究都提出類似的結論，不斷地提醒臨床治療上的限制。然而，臨床醫生在治療病人時，大多數情況下都沒有解釋太多，對病人及家屬持有「不然你想怎麼辦」的態度。加上臨床治療有很多方面的考量，從經濟效益到法律責任等，美國許多家大型西醫院的執行長都公開承認，西醫院的利潤及持續經營往往比病人的治療方法更優先。

同時，我了解到現代西醫學對很多疾病的幫助是很有限的。美國疾病管制中心（Centers for Disease Control and Prevention，ＣＤＣ）、美國國家衛生研究院（National Institute of Health，ＮＩＨ）、世界衛生組織（World Health Organization，ＷＨＯ），以及很多其他世界頂尖醫學研究組織都表示，現代西醫學沒有辦法有效治療癌症、心血管疾病、關節炎、失眠、憂鬱症、體重過重等疾病，而目前許多標準醫療程序也有很多的爭議及副作用。深入了解後我才明瞭，現代西醫學在分子生物學層面上或許很科學，但是在臨床治療上並非如我以前認爲的那般邏輯化，而且臨床治療往往非常局部化，缺乏整體理論與模型，而是以反覆試驗（trial and error）及鬆散的統計數字爲依據。

對一個科技人來說，這樣的一門學問，似乎達不到「科學」的標準。和我有相同想法與疑問的人其實很多，我後來也遇到了好多位「忿忿不平」的西醫專家及教授，他們公開指出西醫臨床上的缺失，並大聲質疑西醫學上的許多問題。

中醫的啟蒙老師，帶領我深入中醫的世界

就在我對現代西醫學感到無助時，有不少人建議我去多了解中醫，這些人都有見證過或親身經歷過中醫治療的效果，其中還包括多位資深的西醫。一開始，我不太能接受這

樣的建議，就連現代西醫學都達不到嚴謹的科學標準，古老的中醫又如何能提供一條大道呢？然而，人的緣分是很難解釋的，在這個時間點上，我遇到了中醫經方泰斗、醫聖張仲景學說的臨床實踐大師倪海廈教授，這是我從小到大第一次接觸中醫。這個點，像種子一樣不斷長大，終究徹底轉變了我人生的方向。

當然，這個改變是漫長而漸進的。雖然倪教授的許多病例讓我很讚歎，科技人總還是科技人，面對新的事物依然保持懷疑的精神，得去深入了解、驗證、實踐、反思。我慢慢對中醫有了很不一樣的認識，開始愛上中醫，而倪教授也成為我中醫的啓蒙老師，帶領我深入中醫的世界。我從一個不懂中醫的人，轉變成中醫的支持者與實踐者，經過很多的臨床驗證，我實在不得不讚歎古老中醫的偉大。

中醫其實是一門很嚴謹的科學，非常具有邏輯性，臨床效果往往超過一般人的想像。然而，許多人念了中醫學位，考了中醫師執照，臨床醫術卻不精，一招半式闖江湖。更有許多人利用中醫的名號做不肖的生意，造成社會大眾對中醫有許多誤解，讓中醫揹負了很多罪名。因此，我一直在思索，怎麼藉由我嚴謹的科學背景，用現代科學方法來闡述中醫，解除一般人對中醫的誤解與懷疑。我想至少有兩條路。

用現代科學方法闡述中醫的兩條道路

第一條路，是用現代的醫學、生命科學、分子生物學等，來說明中醫古書中的理論及治療方法。很多人試著用這個方法來解釋中醫，我也曾花費不少心思與力氣在這條路上。然而，我認爲這樣的方法雖然有一定的價值，卻可能不是最好的方法。這種使用一門學問去解釋另一門渾然不同學問的方法，就好像硬要用化學反應去解釋物理學的萬有引力，看起來都是在解釋自然現象，但兩者的出發點和基本定律（axioms）完全不同，即使在最終的理論上或許可以連接，但在實際生活應用上卻不是很有效率。

第二條路，是利用科學的基本精神及邏輯推理的方法，把中醫當作完全獨立的學問，先不要想證明中醫的基本定律，而是想辦法從那些基本定律推衍，看看能否在人體現象與治病上得到相符合的結果。如果在多次應用上得到很好的相符性，那麼這些中醫基本定律就有很高的科學價值。也就是說，我們先不要急著用現代醫學來解釋中醫古書中的理論，而是把中醫古書中的基本定律條列整理出來，利用邏輯推理，應用在臨床治療上，看看人體的反應及治療效果是不是和我們推理預測的相符合；如果符合性很高，這些經典中的基本定律就値得我們接受與推展。

十年前，不太容易把第二條路的理念解釋清楚。幸運的是，這幾年人工智能、深度學習（Deep Learning）快速發展，在很多數據及資料裡，找出了許多人們本來看不出來的頭緒。這些機器發現的新法則，人們往往無法理解其背後的原因，然而，實際應用上卻比人們原來的知識更加深入。這樣的對比，對我們解釋中醫古書闡述的理論，有很大的幫助。譬如人工智能AlphaGo研究圍棋，竟然可以發現許多人們以前沒有想過，甚至認爲不合理的下棋步驟，結果卻能在眞實對弈上大幅超越高段的圍棋棋士。這就好像古老的中醫書籍告訴我們許多人體的規律，卻沒有解釋那些規律是怎麼來的，原始的研究方法及數據也不復存在，結果卻能在實踐中驗證那些規律，得到卓越的臨床治療效果，也就反向證明了中醫的正確性及優越性。

我的人生，從我遇到倪海廈老師那個點開始，到現在這個點，有了很大的變化。然而，許多的改變或許早在那之前就已經埋下種子：小時候整天和家裡的大狗打打鬧鬧，或許已經讓我喜歡在不確定下做快速的反應；東拆西拆家裡的電器和機械，或許已經讓我適應從外在推測看不見的內在；在哈佛法學院遊蕩，東看看西看看，或許已經注定我會走向和其他人有更多互動的工作；史丹佛大學博士生的日子，或許已經讓我習慣老是做些別人不太理解的事情；柏克萊加大ＭＢＡ的課裡課外，或許已經訓練我和各種不同觀念的人溝通……經過了人生中那麼多的點，我才發現，原來這一切都是有意義的！

第一部

當中醫遇上新冠肺炎

·第一章·

世紀瘟疫大爆發

新型冠狀病毒肺炎疫情在全世界大爆發，我將書稿交給出版社時，已經近三千三百萬人確診，一百多萬人病逝，這個數字還不包括非常多沒有檢測的病人，以及許多正在加護病房裡性命垂危的病人。我居住的美國是最嚴重的災區之一，已經七百多萬人確診，超過二十萬人病逝。這是傳染病史上百年來最嚴重的瘟疫。

在目前的歐美醫療系統下，沒有眞正能治癒新冠肺炎的方法，只能使用所謂的「支持療法」，盡量維持病人的生命，被動地期待病人能自己好轉；情況危急了，也只能拿各種不同的舊藥來賭一賭。從抗伊波拉的試驗藥「瑞德西韋」（Remdesivir），抗瘧疾的舊藥「氯喹」（Chloroquine）、「羥氯喹」（Hydroxychloroquine），到加入治療細菌感染的抗生素「日舒」（Zithromax）混合使用等，這些西藥一開始都呼聲極高，好像馬上可以解救世界一般，但臨床試驗使用不到幾週後，卻發現療效遠遠不如預期，外加許多副作用，甚至導致病人死亡。

怎麼辦？歐美國家唯一的辦法就是強制隔離或居家避疫，讓大多數的居民留在家裡，藉由大幅減少人與人的接觸，減緩疫情傳播速度，推延疫情擴張，讓本來在短時間內可能爆發的重症病人數目延遲及分散到較長的時間裡，設法避免需要住院的重症病患人數增加太快，使得醫療資源大幅短缺、醫療系統崩潰，導致許多醫療人員也被感染，造成死亡人數突然飆升。

然而，這樣的隔離政策也只是在推延大災難發生的時間，原本三、四週內可能會發生的崩潰，或許可以拖延到八、九週後。但是，如果沒有眞正治癒的方法，感染人數及重病人數遲早會達到臨界點，到時疫情就無法再圍堵，醫療系統也會快速崩潰，這也是義大利、西班牙、美國紐約州疫情特別告急的主要原因。

另一方面，在許多國家強制隔離的政策下，大多數的公司及商業活動都被迫停止。這對整個世界的生活及經濟有很大的影響，不但使得那些以鐘點計時賺錢的人立即失去了收入，很多公司也因爲營業額腰斬而大幅裁員，就連平時光鮮奪目的史丹佛大學都宣布裁員及減薪。這樣巨大的社會變化對數億家庭的影響，將是幾年都無法平撫的。

疫苗背後隱藏的問題

疫苗，成爲很多人心裡唯一的希望。世界上許多醫學專家都表示，在疫苗還沒有開發成功前，即使疫情大幅緩解，每個人的日常生活也會和以前很不一樣，人們不再握手或近距離接觸、到餐廳用餐及上健身房都得保持距離、不能有群聚活動等。然而，疫苗的背後隱藏了許多問題。

首先，疫苗開發及測試通常需要四、五年，未經過數年的測試就急急忙忙推出的疫苗，除了效果不一定如大家所期望，絕大多數都導致了許多副作用，造成更大的問題。譬如，二〇〇九年H1N1豬流感大流行，急忙推出了第一批的疫苗，好像得救了，卻出現許多副作用，讓醫學專家事後諸葛地認定匆促推出疫苗是很大的錯誤。

第二，冠狀病毒及其他流感病毒的疫苗，最多只能在幾年內發生作用。病毒突變迅速，之前禽流感、豬流感等疫苗暫時抵擋住病毒的攻勢，但病毒永遠走在人類之前，疫苗開發趕不上病毒「進化」，不出幾年，各種嚴重病毒感染照樣爆發。不要說這次的新型冠狀病毒，就連每年的季節性流感，疫苗的有效率往往不到二〇%，每年全世界死於流感的病人往往高達幾十萬人。

第三，雖然某些疫苗在歷史上確實幫了人類很大的忙，但在各種無法預測的情況下，疫苗往往是幫助了這一代人，卻逼迫病毒加快「進化」，反而害了下一代人。病毒是一小段的RNA或DNA，屬於半生物、半非生物的東西，本來應該沒有什麼「智慧」可言，然而，從各種病毒整體表現而言，病毒似乎也順行了「適者生存」的路線。無論是RNA及DNA的不穩定性造成了各種突變，還是病毒眞的有什麼集體智慧，在人類以「非自然」的方式抵抗下，病毒突變更加快速，突變下的擇取也更加凶猛。

至於疫苗衍生的許多社會問題，譬如政府通過法律強迫每個人施打疫苗、利益團體自私的盤算、疫苗成分不良及造假等，我們不在這裡討論。總之，疫苗被社會大眾當成解決病毒感染的「聖杯」（Holy Grail），很多醫學及其他方面的專家卻早已指出疫苗思維下許多的問題。

以純中醫治癒新冠肺炎病人

那麼，眞的沒有什麼好辦法來對付這次的新冠肺炎了嗎？其實，是有的。

這次我直接及間接參與了中國、美國及其他地區的新冠肺炎抗疫，以純中醫的方式治癒許多新冠肺炎病人，從輕症到危急重症都有，目前成功率是百分之百。而中國這次抗疫，雖然一開始非常混亂、訊息不夠透明化，讓武漢市及湖北省疫情慘重，其他省市卻因爲加入了中醫治療，抗疫的效果越來越出色。

中國許多省市都有很多以中醫或中西醫合併治癒的病例，很多參與一線治療的西醫及確診病人親自看到、體會到中醫卓越的療效，感到非常驚訝與讚歎，從不相信中醫轉變成中醫的「鐵粉」。中國很多的西醫院、政府單位、新聞媒體等，也轉變了對中醫的看法，中國國務院也因爲深深了解到中醫治療的優異性，數次召開正式記者會，向世界各國的記者傳達新冠肺炎眞正的特效藥不是抗伊波拉或抗瘧疾西藥，而是中藥方劑！

雖然如此，聽起來好像非常好、世界有救了，實際上卻如大家的想法一樣，有一大堆的質疑與問題。譬如，病毒是新突變的，兩千多年歷史的古老中醫怎麼可能治療新冠肺炎？中國各省市報導出來的中醫治療病例，爲什麼使用的治療方向及中藥方劑相差很多？哪個才是對的方法？即使在中醫治療下，許多重症病人都已經痊癒出院了，爲什麼世界各國的醫學專家還是置之不理，寧可眼睜睜看著成千上萬的病人病逝，也要繼續堅持尋求特效西藥，而不試著了解中醫的療效？爲什麼許多新聞媒體也對中醫存有嚴重的偏見，寧願報導病人覺得是喝馬鈴薯湯而康復的，也不願意採訪、討論中醫治癒的病例？除了這些以外，還有其他很多不同的疑問及爭論。

解決問題及科學研究最重要的第一步，就是嚴肅認眞地面對事實，即使事實和我們原本的認知有很大的差異，都應該先放下原本深信不疑的觀點，仔細去了解擺在眼前的事實，承認這樣的事實已經發生，再用各種方法理解背後的原因。

雖然寫這本書的主要目的並非討論新冠肺炎，而是解說中醫的正確觀念；不過，既然遇到了近代以來最嚴重的瘟疫，我們就從這次中醫治療新冠肺炎遇到的質疑與問題來切入，一方面討論大家的疑問，另一方面解說眞正的中醫理念。這樣的方式，讀者不會覺得是硬邦邦的中醫教科書，也不是和臨床治療沾不上邊的科普書籍，更不是又一本市場上充斥氾濫的中醫養生書籍。

・第二章・

古老的中醫為什麼能對抗現代的新型冠狀病毒？

中醫是宏觀醫學

很多讀者大概都聽過，中醫是「宏觀醫學」，西醫是「微觀醫學」。我們用一個假設性的角度來討論：如果我們是外星人，第一次來到地球，想了解人類這種生物到底是如何運作的，我們有兩個大方向可以探討、研究。

第一個大方向，是把人類切成兩半，看看上半部和下半部如何相互溝通及影響、左半部和右半部如何相互溝通及影響。稍微有些概念和想法後，我們再繼續切下去，看看左上半部和右上半部如何相互溝通及影響等。

我們越切越細，逐漸切到了細胞的大小，甚至再切到了細胞內核酸及病毒的大小，了解了各種細胞和不同化學成分的關聯性，創建了分子生物學等。用這樣不斷深入細微的方式來解釋人類這種生物，粗略地可以對應到西醫學，也就是所謂的「微觀醫學」。

探討人類這種生物如何運作的第二個大方向，是不斷觀察人類對各種外在因素的反應，以及不同反應之間的關聯性。

譬如，冷風吹久了，許多人類的鼻孔會流出黏液、咽喉會發出咳嗽聲、說話聲音會帶有金屬音調的感覺；許多人類吃了沒有煮過的食物，會抱怨肚子疼痛、排放出惡臭的排泄物；許多人類雙腳出現水腫後，身上的瘀青及傷口變得不容易復原；許多人類因爲無法補充某些類型的食物，而開始出現焦慮及失眠現象等。這樣的觀察需要非常大數目的人類及觀察點，將耗費許多時間，遠比第一個大方向雜亂和緩慢；然而，當資料量不斷擴大，超過某一個程度後，就如同現代的大數據分析（Big Data）及人工智能深度學習，可以開始建立有意義的模型（Modeling）。

有了初始的模型後，資料的蒐集及比對變得越來越系統化，資料關聯性的連結越來越細密。在反饋修正下，模型也就越來越精準，越來越有意義及實質用處。用這樣大量資料蒐集及模式修正的方式來解釋人類這種生物，粗略地可以對應到中醫學，也就是所謂的「宏觀醫學」。

中西醫面對疫情的不同角度

當然，這只是一個非常粗略的比喻，不足以說明中西醫發展的歷史。但是，可以給大家一個概念：同樣都是解釋人體健康問題，爲什麼中醫和西醫的「角度」和「語言」會差那麼多，不僅僅是時代背景的差異，更是基本方法上的區別。譬如，面對新冠肺炎病情時，西醫從「微觀」的角度切入，重視的是哪種冠狀病毒造成的問題，有什麼特效藥可以應付這樣的病毒；而中醫從「宏觀」的角度切入，重視的是身體整體平衡是如何敗壞的，有什麼辦法可以把身體推回到原本平衡的狀態。

西醫的部分，因爲現在各地的教育系統，健康教育及生物學皆以西醫知識爲課程內容，很多人都有基本的概念。新型冠狀病毒爲一小段的RNA，進入人體後，會鑽入人體細胞核，搶走人體細胞的控制權，然後大量複製，造成各種病症。目前西醫沒有藥物及方法可以直接「殺死」病毒。所謂的「特效藥」，是設法抑制被病毒寄生的細胞大量複製，盡量把病毒數目壓低，一方面減少它們對身體機能的破壞，另一方面讓人體的免疫系統有機會產生抗體，消滅被病毒寄生的細胞，因此，病毒「長什麼樣子」非常重要。一種新病毒出現後，專家們得立即做病毒基因排序及分析，對新病毒有了基本的認識後，才能猜測如何抑制病毒複製，進而從舊藥中找尋適合的「特效藥」，或者趕緊研發可能的新藥，也才能研發適合的疫苗。

在得到這樣微觀下的解決方法之前，如前面所言，只能使用支持療法，用各種藥物和方式，盡可能維持病人生命，被動等待病人的免疫系統「打贏」這場戰爭。

絕大部分的人對中醫治療瘟疫的方法很陌生，即使那些常常拿中藥材來討論養生的人，甚至執業的中醫師，也是一知半解，很多討論都似是而非。中醫從來就不認識病毒，也不以微觀的角度來思考或討論病毒、細胞、抑制病毒分裂的特效藥等，自然也就不可能區分瘟疫是哪一種病毒造成的，或者研究這樣的病毒以前有沒有遇到過等。

在中醫的宏觀思維下，有自己一套深入複雜的生理學及病理學。中醫看待瘟疫，是以人體敗壞的變化切入，探討人體受到外界因素破壞、失去平衡後，身體會有哪些現象及反應，再根據那些現象及反應來調整身體狀況，期待身體能恢復到平衡狀態，將外界因素帶來的破壞減到最小。

雖然幾百、幾千年下來，病毒變種等外界因素改變了非常多，人體演化的改變卻非常有限。人體的功能，無論是怎麼被破壞的，某項功能被破壞而導致的症狀、反應、後續演變，卻依然有明顯的脈絡可循。也因此在很多情況下，中醫專注人體本身平衡狀態的治療方式，反而比西醫專注在外來敵人的治療方式來得有效許多。

打個半開玩笑的比方，警匪槍戰時，我們注意到壞人哪個方向來的火力強大，造成我們部署在哪個位置的警員傷亡，這時我們會趕緊重新部署人員，或者想辦法增派警力，大概無暇去管壞人是用哪個牌子的槍、哪個工廠做的子彈！

很多讀者大概也都聽說過，中醫講求「辨證論治」，也就是利用「望聞問切」四診的方法，蒐集病人各方面的症狀資訊，再對應到中醫的生理學模型及病理學解釋，來決定治療方法。因此一般而言，對於單獨一位病人的病症，我們往往從臨床時蒐集到的病人資訊來討論。

然而，對於大型瘟疫，除了以「望聞問切」蒐集資訊及「辨證論治」探討治療方法，還必須從整個病情發展的進程來探討。「病」不是一個「點」，而是一個時間軸上的「線」，除了現在看到了什麼，還得去探討和以前及未來的連接。如果我們只關注幾個擺在眼前的瘟疫病人，忽略了中醫對病情發展的深入闡述，見樹不見林，那就失去了中醫最大的優勢。

從我治好過很多不同流感肺炎急症、重症的經驗，加上這次參與對抗新冠肺炎的經驗來探討，無論是新冠病毒、禽流感、豬流感，還是每年的流感，人體敗壞的進程依然如同中醫經典書籍、東漢張仲景撰寫的《傷寒雜病論》一樣，由「外感」一步一步地往裡發展。不過，這些嚴重流感肺炎病情進程比普通的「外感」快非常多，病情猛烈頑強很多，也更容易因病人原有的健康問題而複雜化。

外感進程演變

《傷寒雜病論》對「外感」的敘述從「表虛」開始。身體最外層受到了「外邪」侵犯，沒有好好抵擋下來而開始衰弱，出現「桂枝湯證」。此處得解釋一下，這裡「證」代表「症狀組合表現」（syndrome），而不是單一病症的「症」（symptom）；換句話說，經典中醫常常以治療的中藥方劑來說明病人的病症狀況。

在《傷寒雜病論》一開始的「辨太陽病脈證並治上篇」中說到：「太陽中風，陽浮而陰弱，陽浮者，熱自發；陰弱者，汗自出，嗇嗇惡寒，淅淅惡風，翕翕發熱，鼻鳴乾嘔者，桂枝湯主之。」也就是說，病人有了這些症狀組合，可能得使用「桂枝湯」這個方劑加減①來治療，我們就說這位病人目前的病症是「桂枝湯證」。

爲什麼要這樣稱呼，而不是說這位病人得了什麼病、身體哪裡出了問題？其實，這是比較科學的表達方法。一位醫家看到了病人的症狀，覺得症狀組合符合「桂枝湯」的範疇，便轉告另一位醫家，病人是「桂枝湯證」；第二位醫家聽到了，頭腦裡會有一個粗略

① 中醫處方根據古來湯方，參酌病人的情況，加進和減去幾味藥，謂之某某湯加減。

的影像，多多少少可以猜測病人的症狀表現大概是什麼。

然而，這並不代表第二位醫家同意第一位醫家的診斷，他可能會多詢問病人一些其他方面的症狀或感受，在自己的判斷下，認爲病人是和「桂枝湯證」相近的「葛根湯證」，因而得使用「葛根湯」爲主來加減的中藥方劑。

如果第一位醫家直接告訴第二位醫家，病人是什麼「病名」或「病因」，這中間的症狀資訊完全流失，第二位醫家在沒有看到病人詳細病例下，無法知道病人綜合症狀表現大概如何，除非自己從頭「望聞問切」蒐集資料，不然就得盲目相信第一位醫家的判斷。

不過很可惜，時代轉變，到了現代的中醫，很多中醫師常常只使用什麼「虛」、什麼「實」來表達病人的病情，不但病人聽不懂，也把自己搞得虛無縹緲、玄上加玄。這個問題，我們後面再來討論。至於「桂枝湯證」「葛根湯證」到底是什麼意思，不熟悉經典中醫的讀者不用緊張，不需要急著去鑽研，就把這些中醫的「專有名詞」當成是武俠小說中的「功夫招式」名稱，先隨著下面的解釋了解中醫的思維大方向，以後想好好學習中醫時再來研究。

言歸正傳。身體最外層受到了「外邪」的侵犯，出現了「桂枝湯證」，本來身體好的人，可能休息休息就恢復了，頂多覺得有些異常的疲憊；本身身體沒那麼好的人，沒有把「外邪」擋下來，皮表、肌肉的津液因「外邪」的影響而無法正常運作，開始了第一階段的轉變，造成了「表實」的「葛根湯證」「麻黃湯證」等，中醫古籍把這個階段稱爲「表寒」。

這裡順便提一下，後代許多醫家看到「表寒」兩個字，就認爲是「傷於寒」，白話說就是身體冷到了。其實，「傷於寒」並非「表寒」的唯一來源。當津液無法正常運作時，體表原本帶有熱氣、帶有能量的「活水」變成了一灘「死水」，也就造成了「表寒」。換句話說，《傷寒雜病論》並非如後代許多醫家解釋的只是治療「傷於寒」的病症，而是對人體生理和病理解釋得非常透澈的一部經典。

當「表寒」沒有被身體抵擋下來，會開始往身體內部發展。一般而言，有兩條比較容易入裡發展的道路。

一條路是腸胃消化道。感冒拉肚子是大家常遇到的問題，這次新冠肺炎也有不少病人有消化道問題，以中醫的角度大致可以說是「外邪」進入了「中焦」，造成了「葛根黃芩黃連湯證」等，我們在這裡先不多討論。

另一條路是呼吸系統，中醫稱爲「肺家」。肺是肝、心、脾、肺、腎五臟中唯一直接和人體外界溝通的，自然也最容易受到外界的影響，中醫把肺稱爲「嬌臟」。當「外邪」造成的「表寒」轉變成了「裡寒」「肺寒」，出現「小青龍湯證」等現象，病人就會開始出現咳嗽、流清鼻水等症狀。

肺家受寒了，肺的津液運作開始出問題，好比汽車引擎冷卻系統無法正常運作，肺臟的某些部分因津液不足而開始出現燥熱的情況，進入了下一個階段，中醫稱爲「入裡化熱」，變成比較嚴重的「大青龍湯證」等，通常代表到了西醫的肺炎階段。

然而，即使到了「入裡化熱」的「大青龍湯證」等，不代表整個肺臟都燥熱。許多肺炎病人肺臟出現「寒熱夾雜」，肺部下方的寒稠痰飲還是可以繼續大量累積，甚至開始出現胸腔積水、肺積水等現象。這些複雜的變化，在《傷寒雜病論》後半本《金匱要略》之中的「肺痿肺癰咳嗽上氣病脈證治第七篇」討論很多，「射干麻黃湯證」「葶藶大棗瀉肺湯證」「澤漆湯證」「小青龍加石膏湯證」等，可以混雜出現，再加上病人的個體差異，將病情搞得非常複雜。

新冠肺炎的猛烈與複雜

譬如，這次新冠肺炎，一部分重症病人出現如SARS的肺纖維化，另一部分重症病人卻沒有出現，反而肺臟裡累積了非常多濃稠的黏液，有些重症病人甚至因此被嗆死。這樣兩種很不一樣的現象，在中醫裡不難預期及解釋。

肺纖維化是典型肺熱的「大青龍湯證」加重後的結果，大致可以和中醫的「肺痿」對應；而新冠肺炎病逝者解剖發現的肺臟累積濃稠黏液，正好對應嚴重「射干麻黃湯證」

「葶藶大棗瀉肺湯證」等「肺癰」或其他的病症。這些現象，就看「肺痿」「肺癰」或其他哪一個病症進展得更快，彼此也常常在肺臟不同的部位出現，並非有一個現象就不會出現另一個現象。

同時，中醫認爲肺爲人體調節津液的源頭，「肺金生水」，好比天空下雨一般。當肺的功能及津液調節出現嚴重障礙，很快就會拖累「三焦水道」「腎家」等功能，進一步瓦解人體的正常運作，導致嚴重的問題。譬如在新冠肺炎中看到的急性呼吸窘迫綜合症、膿毒症休克、代謝性酸中毒、凝血功能障礙等，如果無法即時阻擋病情惡化，將導致死亡。

雖然這次的新型冠狀病毒及前幾年的禽流感、豬流感病毒都是二十一世紀才出現的，但人體抵擋不了「外邪」而敗壞的發展變化，早在兩千多年前的中醫古籍裡已經有所闡述，依然從「表虛」一步一步地往裡走、一拐一彎地不斷變化。不過，如同前面提到的，新冠肺炎、禽流感肺炎、豬流感肺炎，甚至季節性流感肺炎，病情進程比一般感冒快速很多，也更加的猛烈及複雜。

一般而言，常見的輕微「外感」，大多都停留在「表寒」這個階段，即使不治療，病人往往也會自行康復，就像很多人都知道的，普通的感冒休息一週也就會自己好。當病人感冒了還不注意自己的生活飲食，或者醫生治療錯誤，導致簡單的「桂枝湯證」「葛根湯證」等轉變到「大青龍湯證」或更複雜的病情，通常需要一、兩週的時間。

考驗中醫師的功力、判斷與膽識

然而，這幾年的流感，從一開始覺得不太對勁，到嚴重複雜的病情，只需要三、四天，而且每年有越來越快的趨勢。這不但讓西醫措手不及，也大幅提高中醫看診功力及敏感度的要求，必須在許多症狀還沒有出現時，就得抓緊時間，趕緊行動，卻又不能預防過度，反而讓病情加重。換句話說，時機、劑量、藥材比例變得非常重要，稍有不愼，就無法反轉病情。

譬如，病人得了流感，咳嗽非常嚴重，痰非常多，呼吸困難。依照中醫的辨證，假如一致都是「寒症」，舌苔白、小便清、怕冷等，本來依照辨證論治，我們可能會開「射干麻黃湯加減」給病人。然而，因爲流感的進程非常快速，中醫師得非常敏感，看到了舌苔白卻帶有一絲絲乾的感覺，就很可能得加上大寒的「石膏」來避免肺喪失津液，卻又不能加太多，以免肺寒加重；聽到了咳嗽聲音非常深沉，從肺的底部發出，又帶有膿痰的濁音，就很可能得加上瀉肺的「葶藶」來避免肺中水飲、痰飲大幅增加，卻又不能加太多，以免肺變得太虛弱。

換句話說，像新冠肺炎這樣嚴重的「外感」，再加上每一個病人的個體差異，嚴格考驗中醫師的功力與膽識，一旦判斷錯誤，不但沒有效果，反而可能會加重病情。

「中醫」這門兩千多年的古老學問，可以對付二十一世紀才突變出來的新型冠狀病毒。但是，這不代表你找的「中醫師」有足夠的能力治療新冠肺炎。

新冠肺炎疫情爆發後，網路上有一堆中醫相關的文章，有的說新冠肺炎可以用簡單的清熱解毒中藥材治好，有的說可以用簡單的補氣潤肺中藥材治好，有的甚至說喝綠豆湯、佩戴中藥香包等可以很有效地預防！

其實，眞的遇過、治好過新冠、禽流感、豬流感等嚴重肺炎的中醫師，一看這些文章，就幾乎可以確定這些人根本沒有治療過嚴重肺炎的經驗，充其量只是治療過輕微的肺病，或者在西醫治療旁邊用點中藥幫幫病人一些小忙而已。這也是很多人不相信中醫可以治癒新冠肺炎重症病人的原因之一。現代的中醫，爲什麼會發展到如此殘破不堪的情況？我們後面再來討論。

· 第三章 ·

西醫檢測，中醫治療

上一章談論了中醫治療新冠肺炎背後的醫理，雖然「說」了不少，如果沒有實際臨床驗證，也就只能是「理論」「假說」，甚至流爲「清談」。然而，想要眞的在臨床上驗證，並不是一件簡單的事。

首先，疑似高危險性傳染病的病患，絕大多數不會到中醫診所就診，很多地方甚至規定只有符合資格的大型西醫院可以接治高危險性傳染病病患。

第二，接治這些病患的西醫院，幾乎不可能使用中醫方法來治療，就算是非常少數所謂的「中西醫並治」，也是以西醫治療爲主，中醫只是在旁邊幫幫忙而已。即使眞的是中醫治癒的，也啞口莫辯，無法證明不是西醫方法治癒的，只能說有中醫幫忙下，西醫的治癒率較高或病人康復較快。

第三，少數的中醫診所接治了高度疑似新冠肺炎的病患，就算治療得很好，病人症狀全部消失了，看起來也完全正常了，怎麼證明一定是新冠肺炎？畢竟流感肺炎症狀也可能很相似。即使病人之前做了病毒基因檢測，確定是新冠肺炎，又能不被強制隔離地來找中醫看診，而中醫也眞的治療到沒有症狀、病人自己覺得康復了，若沒有通過病毒基因檢測陰性的肯定，也很難說服社會大眾。

換句話說，想要有明確的證據來證明中醫能夠治癒新冠肺炎，病人接受任何治療前，必須先有病毒基因檢測，確定是新冠肺炎，然後完全以中醫的方法來治療；治療之後，還必須要病毒基因檢測陰性，加上西醫影像及各種醫學指標達到痊癒標準；更重要的是，病人還不能只是輕症、中症，必須得是危急的重症，不然會被認爲是病人自癒，和中醫治不治療無關！這些條件不容易全都達到，不過，還眞的被我遇到了。

通許縣人民醫院的成功案例

河南省開封市通許縣人民醫院是一家中型的二甲西醫院，有一千多位醫生和醫護人員，以及一千兩百多張病床。因緣際會下，原本爲百分之百的典型西醫院，兩年前開始推展學習中醫，成立了「倪海廈中醫教學培訓基地」，院內幾百位西醫及護士積極學習經方中醫，許多位資深的主任醫師更開始在臨床上以中醫治療取代原本熟悉的西醫治療。我很榮幸成爲這個教學培訓基地的總指導，和院方有許多討論，也直接指導幾位學習特別好的醫師。這其中的來龍去脈，本來想在這個段落裡解釋清楚，不過，考慮本書內容的相關性及篇幅，決定在此不囉嗦，以後有機會再告訴讀者。

新冠肺炎疫情在武漢大爆發後，通許縣人民醫院爲該縣唯一可以接治重大傳染疾病的醫院，我們知道瘟疫的病人潮即將到來，也意識到武漢以西醫方式應對新冠肺炎效果不彰。因此，我依據多年治療禽流感、豬流感及各種不同季節性流感肺炎的經驗，如同前面解釋外感進程演變一樣，告訴了幾位負責領導抗疫的主任醫師，我們應該如何以中醫方式來治療新冠肺炎。

果然，武漢封城沒幾天，通許縣人民醫院就收治了二十多位從武漢返回通許或與武漢返回者有直接接觸的發燒、高度疑似新冠肺炎的病人。在這個緊急情況下，通許縣人民醫院建立了特殊的「西醫檢測，中醫治療」醫療模式——也就是以病毒基因檢測來分辨肺炎病人爲新冠肺炎，還是A流感、B流感等其他病毒感染導致的肺炎，同時使用CT醫學影像及各種檢驗報告來判斷病人情況及病情發展；然而，治療方面卻使用中醫的方法，堅持不使用西藥。

證實療效

一開始有些參與治療的醫生還質疑主任醫師以中醫治療的決定，等看到了「大青龍湯」「射干麻黃湯」「葛根湯」「澤漆湯」等中藥方劑開始產生效果，整個醫院上上下下被臨床實際療效給說服了。這不僅僅加強了對「西醫檢測，中醫治療」醫療模式的信心，全體一千多位同仁開始服用中藥來預防被感染，也自動自發參與各種支援事項，從準備中藥材、製作中藥湯劑、配送至各個科室及病房，到新病人過濾、入院、治療等管理，建立了完善的對抗新冠肺炎疫情的流程。

這中間有個小插曲。一開始收治的病人之中，有些被病毒基因檢測確診爲新冠肺炎後，當地政府部門馬上派醫療團隊來「接管」，按照政府當時的硬性規定，不顧之前中醫治療的良好效果，強行爲確診病人使用類固醇、干擾素、抗流感病毒藥物等，原本中醫治療的流程似乎將付諸流水。然而，冥冥之中或許有些定數，那幾位病人以西藥治療不到半天，病情轉壞，更出現上吐下瀉及其他各種嚴重副作用。政府派來的醫療團隊也沒有治療新冠肺炎的經驗，看到這樣的情況也束手無策，不敢負責任，只好讓病人回歸院方，在通許縣人民醫院的堅持下，全部改回以中醫方式治療。這也讓後來收治的病人可以完全使用中醫治療，達到我們之前討論的「西醫確診，中醫治癒，西醫證實」的標準。

通許縣人民醫院快速有效地治癒新冠肺炎確診病人，包括危急的重症病例，治癒率百分之百。而病人出院兩週後回院複檢，肺功能完全正常，無纖維化、積液或其他後遺症，證實了中醫治療效果卓越、快速、無副作用、成本低廉。同時，在服用中藥防疫下，一千多位醫療人員無一感染，院方也免費提供當地居民中藥湯劑來防疫，通許縣六十多萬居民中，沒有再出現新的確診病例。通許縣人民醫院面對新冠肺炎這樣重大的疫情，以「西醫檢測，中醫治療」的醫療模式，做到了「無轉院、無死亡、無感染、無致殘」四大標準，更在支援開封地區其他醫院治療新冠肺炎中做到百分之百治癒，可以說在對抗新冠肺炎疫情中大放異彩。

通許縣人民醫院以中醫抗疫的事蹟，很快被新聞媒體及網群大幅報導，受到非常多中西醫的推崇及社會大衆的讚許，網上傳閱數千萬人次。中國官方開封廣播電視台、河南省中醫管理局及臺灣寰宇新聞網等，都以正式的新聞來報導。中央電視CCTV-4國際中文台也在國家中醫藥管理局的大力推薦下，在其播放的《中華醫藥抗擊疫情》節目裡，特別採訪報導了通許縣人民醫院以中醫藥抗疫成功的故事。中國大陸疫情較爲穩定後，中央電視台亦派了知名導演歐陽國忠帶領一隊劇組進駐通許縣人民醫院，拍攝了一部勵志微電影，如實記錄了當時一線醫生及護士們的辛勞。許多人一、兩個月沒有回家，一群平凡人創造了不平凡的事蹟，以經方中醫打了一場非常漂亮的戰役，而我也被導演要求飾演我自己，回溯當時我遠程指導及視訊看診的過程。

這裡還得再提到另一個插曲。武漢封城前幾天，我首度在網上公開討論中醫如何治療新冠肺炎；一週多後，我們對外宣布中醫治療確診病患效果卓越。這些早期公布的消息被大陸許多網群轉載，引起了國家中醫藥管理局的高度關注，詢問網群負責人消息的來源及可靠性、研究我們治療的方法，並在同一時間點上，緊急啓動了「防治新興新型冠狀病毒感染的肺炎中醫藥有效方劑篩選研究」專項。當我們第一位治癒病患的病毒基因檢測結果出爐，證實了中醫療效，國家中醫藥管理局立即開始在山西、河北、黑龍江、陝西四省試點實施中醫臨床療效的觀察。

一週後，國家中醫藥管理局對外公布試點結果十分優異，正式對各省市大力建議以「清肺排毒湯」來救治新冠肺炎確診病人。不難想像，清肺排毒湯的思路及用藥和我們在通許縣人民醫院的中醫治療相當類似。當然，基於各種政治因素，我們無法完全確認清肺排毒湯是不是眞的起源於我們的病例，不過，「功成不必在我」，只要清肺排毒湯眞的有幫助到病人，都是件非常好的事情。

・第四章・

瘟疫下的中藥通方

前一章提到清肺排毒湯，這一章我們得來討論一個觀念，那就是對抗瘟疫時的「通方」。

中醫講求的是辨證論治，也就是依照每一個病人特定的症狀組合來診斷及開藥方，即使是同樣的病毒感染或相同的西醫病名，不同病人有不同的症狀表現，也就會使用不同的中藥方劑來醫治。然而，當嚴重瘟疫大爆發時，太多的人受到感染而生病，醫療資源嚴重不足，沒有那麼多的中醫師一個一個看診，怎麼辦？

何謂通方？

這個時候，醫家只好依據大多數病人有的共同症狀來設計一個基本的中藥方，盡可能對多一點病人有幫助。這就好像大家在電視和電影裡看到的，當各地爆發大瘟疫時，朝廷及各地官府找來一些對瘟疫比較有經驗的醫家，開了個基本的中藥方，煮成大鍋的中藥湯劑，在大街上一勺一勺盛給排著長長隊伍的難民服用。這個觀念就是所謂的「通方」，是沒有辦法下的辦法，一部分的人服用了通方而轉好，一部分的人服用了效果不明顯，也一定有一部分的人服用了反而病情加重。如果病情轉好的病人比較多，那麼醫療系統的負擔逐漸減輕，讓醫家有更多的時間與精力來研究不同的病情，提出下一步的藥方改變，甚至可以針對病情嚴重的病人一一開藥方。

換句話說，所謂的「通方」，並非適用於每個病人的瘟疫「特效藥」。而一個通方的成功與否，在於事後分析檢討下，了解這個通方到底是幫助到大多數病人，同時沒有導致很多病人惡化，還是只是減緩輕症病人的症狀，而沒有大幅減少死亡的人數？這不是一個簡單的問題，更沒有時間做現代藥物研發上常常講的「雙盲測試」，畢竟救人都來不及了，只能硬著頭皮，按照原有的知識及經驗，選擇最可能有效果的方向去救治病人；不然，等研究證實療效後，已經死了一大票的病人。

各地中醫專家有不同意見

這次新冠肺炎也一樣。疫情大爆發後，中國大陸許多省市的中醫藥管理單位及各個中醫藥大學提出了許多不同的中藥方，期望能幫助對抗疫情。許多人或許會問，爲什麼各地中醫專家對新冠肺炎的看法及藥方會相差那麼多，有的說是「濕熱」、有的說是「寒濕」、有的說是「肺燥」、有的說是「肺寒」，臨床治療上卻或多或少都有些療效？

其實，從前面病情進程的討論來看，並不難理解爲什麼各地的中醫專家會有不同的意見。譬如，東南沿海的廣東省，天氣比北方熱，也比較潮濕，當地很多新冠肺炎病例停留在輕微的肺熱階段，所謂「清熱解毒」的「通方」也就可以適用在比較多的病人身上。河南省在內地，農曆春節前後還下著雪，那裡許多人寒冬時胸腔肺部就會有一點積液，一旦感染新冠肺炎，病情快速發展、深入，導致肺部下方累積大量濃稠痰飲，肺部上方卻燥熱嚴重，這時就得使用比較剽悍的中藥材來應對，所採用的「通方」自然也就不同於廣東省的「通方」。

因此，我們面對瘟疫時，雖然得對其病情發展進程有充分的理解，知道病情在時間軸上前後的來龍去脈及可能的轉變，設計通方時卻得選擇一個適當的「點」來切入。只靠一個中藥方很難囊括整個病程，得依照當地多數病例來做決定。

換句話說，中國大陸各地的中醫專家爭論新冠肺炎到底是「濕熱」「寒濕」「肺燥」「肺寒」，或者討論是不是要把新冠肺炎稱爲「濕毒疫」「寒濕疫」「肺濕疫」等，其實意義並不大，完全得看在病程發展上處於哪一個階段，才能夠來討論當地適用的「通方」。

清肺排毒湯

在中國大陸推出那麼多個通方中，有兩個特別值得拿出來討論。一個為國家中醫藥管理局及國家衛生健康委員會推出的「清肺排毒湯」，另一個是中國領頭抗疫的鍾南山院士推薦的「連花清瘟」。

國家中醫藥管理局推出的「清肺排毒湯」，中藥方的用意和我們在通許縣人民醫院治療新冠肺炎中重症病例的思維很像，基本是兼顧去肺熱及減少肺部積水膿痰。

「清肺排毒湯」的中藥組合為：麻黃、炙甘草、杏仁、生石膏、桂枝、澤瀉、豬苓、白朮、茯苓、柴胡、黃芩、薑半夏、生薑、紫菀、冬花、射干、細辛、山藥、枳實、陳皮、藿香。國家中醫藥管理局解釋，「清肺排毒湯」是根據《傷寒雜病論》中幾個方劑組合而成的，包括「麻杏甘石湯」「五苓散」「小柴胡湯」「射干麻黃湯」等。

依據中國國務院在四月中新聞發布會的資訊，自從二月初試點到四月十二日截止，在十個省市的六十六家醫院進行臨床觀察，共計一千兩百六十二病例，全部未發生病情加重的情況，完全阻止了患者向危重方面發展，其中一千兩百五十三例已經治癒出院，占九九．二八％。

使用「清肺排毒湯」三天一個療程的費用僅為人民幣一百元左右，和中國國家醫保局統計新冠肺炎重症治療平均費用超過人民幣十五萬元相比，實在是天壤之別。同時，依照山西省一百三十三個「清肺排毒湯」治療病例的觀察，一〇三例病患症狀改善非常明顯，全都在三天之內解除發熱症狀，六天之內肺部CT影像大幅改善，平均十天左右病毒基因檢測轉爲陰性。

整體來看，中國國務院認爲「清肺排毒湯」是這次對抗新冠肺炎疫情的各種中西藥中最有效的治療方法，並已經在中國大陸二十八個省市廣泛使用，直接且有效地大幅減緩新冠肺炎疫情。

連花清瘟

另一個被廣泛使用的通方爲「連花清瘟」，之所以有名，最主要是因爲中國領頭抗疫鍾南山院士的推薦。我們先來看一下「連花清瘟」的中藥組合：連翹、金銀花、炙麻黃、炒苦杏仁、石膏、板藍根、綿馬貫衆、魚腥草、廣藿香、大黃、紅景天、薄荷腦、甘草，和「清肺排毒湯」很不一樣，以清熱解毒爲治療方向。

「連花清瘟」並非這次爲了新冠肺炎而設計出來的方劑，而是本來在市面上賣的一個中成藥產品，產品說明上寫著「清瘟解毒、宣肺泄熱。用於治療流行性感冒屬熱毒襲肺證，症見：發熱或高熱，惡寒，肌肉痠痛，鼻塞流涕，咳嗽，頭痛，咽乾咽痛，舌偏紅，苔黃或黃膩等」。因此，無論是從中藥藥材分析或廠商的解釋看來，「連花清瘟」適用於新冠肺炎輕症病例，肺部微微燥熱，仍未出現肺部高度燥熱或大量積液膿痰等較嚴重的症狀，因而在廣東省等天氣較熱的地方，對輕症病患的臨床效果不錯。

然而，根據新聞報導，那邊許多的臨床醫生認爲「連花清瘟」並不適用於中重症病患，而上海市試用了「連花清瘟」，多數病例反應不如預期，轉爲使用「清肺排毒湯」，病情才開始好轉。

有這樣的情況，讀者應該不感到奇怪，前面已經解釋過了，不同地方使用不同的「通方」來對應當地多數病人的病情；簡單地說，很多其他地方的新冠肺炎病人舌苔白厚，而非「苔黃或黃膩」，基本的辨證條件已經不一樣了，自然無法以「連花清瘟」打遍四方。同時，事後諸葛，根據中國大陸疫情後期的資料分析，病人接受常規西醫治療時，加服連花清瘟膠囊，可以加速治癒咳嗽、發燒、乏力等症狀；但連花清瘟膠囊在預防病情惡化，以及加速病毒基因檢測轉陰時間方面，並沒有什麼功效。這樣的研究結果，和我們前面的解釋吻合。

鍾南山院士團隊的研究，真的解釋了中醫治癒新冠肺炎的原因？

那爲什麼「連花清瘟」會被鍾南山院士推薦，到處熱賣，甚至連中國支援海外華僑及留學生的抗疫包裡都附有兩盒連花清瘟膠囊？

鍾南山院士是西醫專家，對中醫的理解有限，更不可能具備中醫臨床治療急重症的經驗。鍾南山院士的團隊進行中藥「體外實驗」顯示「連花清瘟」能抑制新冠病毒複製，發揮抗炎作用，於是院士對外發布「連花清瘟」的效用。因爲鍾南山院士的身分及地位，消息很快被各個中文媒體大幅報導，很多喜愛中醫卻不那麼了解中醫的華人也覺得總算找到中藥有效的證據，趕緊在網上轉載，希望能幫助更多人。

鍾南山院士團隊的辛苦研究固然值得敬重，然而，這樣的體外實驗顯示了「連花清瘟」能抑制新冠病毒複製，就眞的代表中醫可以治療新冠肺炎嗎？眞的解釋了中醫能夠治療新冠肺炎的原因嗎？其實，說句大家不想聽的話，這樣的研究是本末倒置，是「廢中醫存中藥」的西醫研究中醫方式，短期內好像在推展中醫，長期卻害了中醫。

中醫的理論及臨床療效，是建立在望聞問切蒐集病人身體資訊後，藉由中醫的生理及病理學反推病人身體內部的問題，利用中藥、針灸或其他方法，把病人體內的偏差推回比較平衡及正常的狀態；換句話說，中醫很大一部分是基於改變身體內部環境，而非直接基於細菌、病毒的生物化學反應。許多中藥方劑在實驗室體外研究中找不出確切的證據，臨床效果卻非常良好。

如果以西藥研究的方式來找尋中藥材中的「有效化學成分」，那不是中醫。西藥廠早在二十幾年前就開始大量研究上千種中藥材內的化學成分，到目前爲止，成功製藥的比例仍非常低。而這次對抗新冠肺炎疫情，體外實驗顯示有多種西藥能抑制新冠病毒複製，譬如干擾素、抗伊波拉藥物、抗瘧疾藥物、抗流感藥物等，在實驗室的環境下，這些西藥大多都比各種中藥方劑更能在體外細胞實驗裡「抑制新冠病毒複製」；但用於實際臨床治療時，效果卻非常有限，不然疫情也不會如此嚴重。既然連那些體外實驗更有效果的西藥在臨床治療上都遇到了瓶頸，那麼「連花清瘟」又怎麼能代表中醫治療新冠肺炎的有效性呢？

廢中醫存中藥的問題

以西醫藥研究的方式來討論中藥的療效，不但在中醫界遇到很大的質疑，在海外各國也觸礁了。荷蘭海關對連花清瘟膠囊進行的實驗檢查，顯示其中活性最高的成分是薄荷醇，認定沒有治療新冠肺炎的效果，因而禁止進口。加拿大衛生部發表聲明，宣傳連花清瘟膠囊可以防止、治療或治癒新冠病毒感染為虛假及誤導性的言論，以治療新冠肺炎來宣傳或出售連花清瘟膠囊是違法的。瑞典政府表示，中國大使館發給中國留學生連花清瘟膠囊，是在未經授權的情況下發放未經瑞典官方批准的藥物，屬於違法行為。其他許多國家也有類似的聲明及禁止。

並不是說「連花清瘟」沒有道理、沒有效果，而是強調這樣的方劑只適合某一部分的病人；想要證明「連花清瘟」的臨床療效，得靠中醫改變身體內部環境及平衡的思維來解釋，再加上大量臨床病例來說服其他國家，而不是在化學成分上硬去找出蛛絲馬跡。以「體外細胞實驗抑制新冠病毒複製」的薄弱證據來大幅宣傳，反而直接被其他的實驗分析重重打臉，讓更多人不相信中醫的臨床療效。在實驗室裡以西藥的方法來研究中藥，這種「廢中醫存中藥」的思維不但無法協助中醫推廣，反而會導致中醫的滅亡，更不用說治癒重症新冠肺炎病例了。

或許有讀者會說，既然「連花清瘟」有「體外抑制新冠病毒複製的實驗證明」，那麼先服用了也無妨，大不了沒有效果——但是，真的「無妨」嗎？

「連花清瘟」以清熱解毒為治療方向，對肺家輕微發熱的病人而言，這樣清熱解毒的藥材組合是有幫助的。然而，這次新冠肺炎輕症病人，很多表現出「葛根湯證」「小青龍湯證」的表寒裡寒症狀，服用這樣清熱解毒的藥材組合，有可能會讓裡寒更寒，拖延或加重病情。同時，這次新冠肺炎和SARS很不一樣，很多病人並沒有像SARS那樣導致肺痿、肺纖維化，反而是肺家積聚了大量的濃稠液體、痰飲，偏向中醫的「射干麻黃湯證」「葶藶大棗瀉肺湯證」等；如果病情發展到這樣的中重症階段，「連花清瘟」不但沒有效果，反而可能會導致更多問題。

當然，這樣「不對證」的問題，也會發生在「清肺排毒湯」上。不過，國家中醫藥管理局在宣傳及推動「清肺排毒湯」時，顯然謹慎小心許多，他們以《傷寒雜病論》裡的中醫理論來解釋，並以大量臨床病例來支持，而非試著以中藥方劑中的「有效化學成分」來說服大眾。反過來說，既然「清肺排毒湯」在實際臨床療效上有更多的證明，鍾南山院士的團隊有沒有把「清肺排毒湯」也拿來做「體外抑制新冠病毒複製實驗」、有沒有找到「抑制新冠病毒複製」的功能，外界就不得而知了。

不過，我們得說句公道話，疫情陷入危機時，很多抗疫醫藥研究都像打仗一樣，非常緊張急迫，臨時能得到的人力及資源也有限，找到了什麼蛛絲馬跡，要趕緊公開給大家參考、救人。瑕不掩瑜，鍾南山院士及其帶領的團隊，對這次對抗新冠肺炎疫情有非常大的貢獻，他們付出的辛勞更不在話下。

‧第五章‧

從藥方反觀中醫師思路

本章轉個彎，藉由「清肺排毒湯」來解釋一個中醫相關的話題。

我常常遇到有人拿中藥方給我看，問我開方的中醫師功力如何、這個藥方開得對不對。其實，這是一個很有爭議性的問題。沒有直接看到病人、沒有和主治中醫師討論，單憑藥方來解讀中醫師的功力，是很不公正的。即使我們事後直接看到病人，也不會知道病人當初的病情，更不知道原來主治中醫師的全盤戰略，是打算直搗黃龍地進攻，還是先做好後勤補給呢？是決定直接治本，除去病根，還是先治標，減少病人當下的痛苦呢？所以，我不喜歡評論其他中醫師開的藥方，我們應該給開該藥方的中醫師基本的尊重。

藥方中的藥材順序，反映了醫者的思路

不過，從一個中藥方中，我們還是可以多多少少看出一些端倪，譬如中醫師偏重病

人什麼方面的問題、主要想做什麼、顧慮什麼可能的負面影響、次要考量是什麼等。許多老字號的中藥店，看過非常多的中藥方，可以從中藥方中看出中醫師的個性、師承、派別等，甚至會直接問病人是不是某位中醫師開的藥方。

以上一章討論的「清肺排毒湯」爲例。雖然有許多新聞報導，我不確定「清肺排毒湯」是哪位中醫專家「定稿」的，也不知道是不是有一群專家幫忙修改、是不是有什麼非醫學因素的考量，但是，如果只是按照字面上的藥方來看，婉轉地說，這是位「四平八穩」的中醫專家開的；說得直接一點，是位「研究型」的中醫專家開的，偏向做研究、寫論文，臨床治療重症、急症的經驗卻不一定那麼多。

爲什麼這麼說？中藥方有所謂的「君臣佐使」，雖然臨床看診開方時，沒時間那麼講究，藥方中藥材的順序卻很容易反映出中醫師的思路。重症、急症經驗多的中醫師，一定會把最主要的治療方向寫在最前面，畢竟那是他最急著想做的動作。

「清肺排毒湯」的第一段是「麻杏石甘湯」，第四段是「射干麻黃湯」。「麻杏石甘湯」通常用來治療外感轉好時，肺家仍微微發熱的問題；「射干麻黃湯」通常用來治療肺家開始出現大量痰飲、濃稠液體的問題。相比之下，「射干麻黃湯」比「麻杏石甘湯」嚴重許多。如果醫家認爲開始有「肺癰」或其他嚴重問題，兩個方劑中，自然會以「射干麻黃湯」爲首，「麻杏石甘湯」僅爲次要輔助。治療重症、急症經驗多的醫家，心思不會是反過來的。如果醫家認爲肺熱嚴重，出現「肺痿」，以「大青龍湯」爲首，「射干麻黃湯」爲輔，也算合理，只是藥材劑量及中醫藥管理局後來的說明，都表明是基於「麻杏石甘湯」，石膏的用量比「大青龍湯」少許多。

「清肺排毒湯」的第二段是「五苓散」。

「五苓散」爲不錯的瘟疫預防方，這點在下一章討論。然而，在治療方劑中，「五苓散」往往扮演輔助的角色，不會擺在「射干麻黃湯」前面，也很少原方照抄。而既然藥方以「中上焦」爲主，除非病人排尿有問題，通常會省去豬苓與澤瀉。這也是爲什麼《金匱要略》中，治療肺家問題的方劑不少用到茯苓，卻很少用到豬苓與澤瀉；如果眞的要使用澤瀉，劑量得大過豬苓和白朮，甚至大過茯苓，才能達到想要的效果。另外，眞的治療重症、急症多的中醫師會使用生半夏，而不是薑半夏，藥性不足，緩不濟急；如果非得以薑半夏代替生半夏，那劑量也得增加不少。

換句話說，從「清肺排毒湯」的藥材組合及順序看來，中醫專家並非依照自己臨床治療重症、急症的經驗來開方，而很可能是廣納四方意見，「研究協商」之下，把「麻杏石甘湯」「五苓散」「小柴胡湯」「射干麻黃湯」一個一個擺在一起，再加上山藥、枳實、陳皮、藿香來應付一下部分病人可能有的腸胃道症狀。所以，在此會猜測開藥方的中醫專家，是位偏向做研究、寫論文的研究學者。

當然，此處只是因為討論到新冠肺炎治療的「通方」，正好可以拿「清肺排毒湯」當例子，針對藥方公布的字面來解說，而不需要另外找一個藥方，花一大段篇幅說明，再來討論從藥方推理開方中醫師思路的話題。

實際上，我們並不知道「清肺排毒湯」到底是如何產生的，也可能是位臨床功力很高、治療重症和急症經驗很多的中醫專家開了藥方後，為了不得罪其他中醫專家，為了能夠引經據典，為了各種非醫療因素的顧忌，藥方歷經多人多次修改才發布；更可能是本來想使用效果好很多的生半夏，卻擔心大家買不到，不得已改成一般市面上的薑半夏。畢竟，這次對抗新冠疫情，「清肺排毒湯」是各省各市發布那麼多的通方中，最到位的一個方劑，也確實有很大的貢獻，值得大家的讚許與敬重。

·第六章·

中藥預防方

在第一部結束之前，還有一個簡短的話題，也就是新冠肺炎的中藥「預防方」。預防勝於治療，新冠肺炎疫情下，許多中醫師提出不同的中藥方劑來預防，然而往往有個共同的盲點——大家都把心思擺在「肺炎」兩字上。

當一個瘟疫大爆發時，並不是聽到「肺炎」就直接專注在肺部，使勁地補氣來預防感染。畢竟，每一位病人的情況都不一樣，專注在肺家，不一定是抵抗「外邪」最好的辦法。就像打仗時，每一座城市、每一條防線都有不一樣的問題，如果能一一檢視來補強，當然是很好的；但是，如果無法一個一個檢查、一個一個改進，那就得回歸到基本面。

五苓散、桂枝湯、甘草乾薑湯

人體防疫的基本面是「三焦水道」，你可以說它是運送軍隊的道路，也可以說它是大都市地下的排水系統。在中醫理論裡，「三焦水道」遍及全身，聯絡各個臟腑、運送陽氣、排除積濕等，平時不如「肝、心、脾、肺、腎」那麼受到一般報章雜誌的重視、報導，卻是人體運作的基本架構。因此，歷代預防大型瘟疫，皆以通利「三焦水道」為主軸，最有名的方劑為「五苓散」，利用桂枝來「行陽」，白朮、茯苓、豬苓、澤瀉來「行水」。「行水」並不是西醫的「利尿」，而是讓水道循環的功能變得更恰當，為雙向調整，譬如小便太多，通常可以使用「五苓散」來治療；小便太少，通常也可以使用「五苓散」。

中醫古書寫到，皇帝十分擔憂各省爆發的瘟疫，派各個御醫出京到疫區去協助地方抗疫；然而，如果御醫還沒到達疫區人民就得病了怎麼辦？可是還沒到疫區，怎麼知道瘟疫病人有什麼症狀？又怎麼知道該如何防備及治療？這個時候，「五苓散」就成為御醫們的「預防方」。

除了「五苓散」加強「三焦水道」外，因為許多人身體本來就不強壯，我們可以再加上平衡陰陽、有「天下第一方」之稱的「桂枝湯」。桂枝補陽，白芍補陰，再加上調和「後天之本」脾胃功能的炙甘草、生薑、紅棗，五味中藥合在一起，讓人體維持在一個比較好的平衡狀態。

這裡可能有個麻煩，「桂枝湯」中的生薑沒有辦法存放太久，容易發芽或發霉。同時，許多疫區強迫封城或居家避疫，臨時去商店購買新鮮的生薑可能很不方便，或者根本買不到。因此，我們可以把生薑改為乾薑。這樣也正好有些好處，乾薑有溫裡驅寒的功能，可以加強「胸陽」，在天氣比較寒冷的地區特別好用；同時，乾薑搭配「桂枝湯」中的炙甘草，為一般常用的「甘草乾薑湯」，本身就是預防受寒的中藥方。

簡單整理一下：「五苓散」為各種瘟疫常用的中藥預防方，身體原本不強壯時，可以再加入「桂枝湯」；天氣比較寒冷的地區，或者生薑不易購買或保存時，可以把生薑改為乾薑，變成「五苓散」「桂枝湯」「甘草乾薑湯」三個方劑的合方。

第二部

當中醫遇上急重症

·第一章·

中醫臨床看診

第一部對中醫治療新冠肺炎急重症的討論，可能和很多人心中對中醫的印象很不一樣。很多人認為中醫偏重養生，慢慢調理身體，卻無法應付急重症。即使是中醫愛好者，也往往認為「西醫快速治標，中醫慢慢治本」，或者「西醫治療急性病，中醫治療慢性病」。其實，這樣的想法是錯誤的，中醫可以快速有效地治療急症及重症，只是在中醫傳承及學校教育上出了很多的問題，導致中醫的衰敗，被很多人誤解。這個部分我們留到第三部再討論，第二部先用真實的病例來解說，讓讀者對正統中醫有更多的理解。在討論病例前，我們先簡單解釋一下中醫是怎麼臨床看診的。

望聞問切／蒐集資料

中醫看診的第一個步驟是「蒐集資料」，也就是我們常聽到的「望聞問切」。蒐集的資料越齊全，我們越能列出病人哪些地方偏離了正常狀態，有哪些和健康的人不一樣的症狀表現。理論上，無論病人有多麼複雜、奇怪的症狀組合，一定有個生理及病理學的狀態來對應，這就好比車子出現了奇怪的現象，不管是有怪聲、加速不順、車身抖動等，除非原本設計錯誤，一定有哪些零件、組裝、接合等出了問題，否則不會在毫無問題的情況下出現不正常的現象。

問題來了，修車時常常會遇到不管怎麼檢查、換零件，車子的怪聲、加速不順、車身抖動等問題就是修不好，因爲修車師傅只能從各種檢查來推斷、猜測問題的根源，即使把所有的零件都拆下來檢查，再重新裝回去，也不一定能完全斷定各個零件組裝、接合哪裡偏差了。

而人體比車子複雜太多了，可以蒐集的資料量大很多，從零散的資料反過來推論身體內部的病理狀態，就更加困難了。更何況臨床看診時，醫師及病人的時間與精力都有限，不可能問病人上千個問題，或者按壓全身每個穴位、骨節等，實際上能有效率蒐集的資料項目，可能不到整個望聞問切能做到的一％，蒐集到的資料可能不足以解釋病情，沒蒐集到的資料也不知道該從哪裡下手彌補。怎麼辦呢？

辨證／模式識別

歷代有許多大醫，提出了不少「辨證」的方法：「六經辨證」「臟腑辨證」「八綱辨證」「五行辨證」「氣血津液辨證」「經絡辨證」「衛氣營血辨證」「三焦辨證」……基本上，這些「辨證」的方法從病因的角度來看症狀，認爲某一個病因會呈現某一組的症狀結合，我們把這個症狀結合叫作「證」，譬如「太陽證」「四逆湯證」「肝氣鬱結證」「火不生土證」等，讓醫生在看診時，面對一堆雜亂的症狀，比較有線索可循。換成現代的術語，即爲「模式識別」（pattern recognition），使用一些預設的模式，提高識別的效率。

各種「辨證」的方法，造就了歷史上許多厲害的大醫，然而，在現代中醫教學及臨床上，往往被人誤解及亂套用。臨床看診時，醫生觀察、探掘到病人許多繁瑣的症狀，「模式識別」能幫助醫生快速思考病人身體內可能有的不同問題。但是，任何的「模式識別」都不能直接定論問題所在，必須回到中醫生理及病理的層面，探討哪些病理上的問題，會呈現出病人目前整體症狀的表現。

審因／中醫病理

以下用一個非常簡單的例子來說明。譬如病人有脈浮、汗出、怕冷、鼻鳴等外感的症狀，而這些症狀對應到六經辨證太陽證下的「桂枝湯證」，難道我們就直接給病人開桂枝湯服用嗎？不行的，我們得先回到病理層面。如果我們「模式識別」下認爲可能是「桂枝湯證」，必須從病理上探討哪些病理問題會有「桂枝湯證」的表現，或許是一般所謂的「表虛」「太陽中風」，或許是更複雜的問題。當我們假設病人是某一個病理問題時，得回頭探討：這樣的病理問題有沒有其他的症狀？我們是不是在蒐集資料、望聞問切時遺漏了什麼資訊？爲什麼病人有些症狀不是這個病理問題上應該看到的？爲什麼病人少了一些這個病理問題上應該看到的症狀？

另一方面，會不會有好幾個不同的「證」「模式」都可以對應到病人整體症狀表現的一部分？我們原來認定的病理問題，在檢查更多資料項目後，還是不是最適合解釋病人的整體症狀表現？「蒐集資料」「模式識別」「中醫病理」三個層面必須重複地交互探討，直到我們對診斷出來的病理問題有足夠的信心，可以解釋病人絕大部分的症狀表現，即使各種不同症狀看起來是有衝突的，沒有一個「證」能完全對應，甚至許多「證」都好像有些關聯，但從病理上都可以解釋得一清二楚。如此，我們才有資格繼續往下討論該如何治療。

但現代中醫教學及臨床上，往往並非如此，我們拿「半夜頻尿」作爲例子來說明。許多中醫師聽到病人抱怨半夜起來小便三、四次，便認定爲「腎虧」，直接就開「金匱腎氣丸」給病人。爲什麼？因爲當學校教導學生「腎虧」這個「證」的時候，會列出一些常看到的「症狀」，其中一個就是「半夜頻尿」，而書本上列了幾個常常用來治療「腎虧」的藥方，「金匱腎氣丸」往往是最普遍、看起來最適用的。這樣的臨床看診，不是「辨證論治」，因爲從「辨證」到「論治」，必須經過「審因」這個步驟，也就是我們上面提到探討中醫病理上的問題。

論治／診斷

那比較正確的看診思維是怎麼個樣子呢？當病人抱怨半夜起來小便三、四次時，我們檢查病人其他的表現後，或許暫時猜測病人膀胱溫度不足、氣化不良，導致一直有想小便的下墜感。如果病人眞的是膀胱溫度不足，那麼病理上是什麼問題導致膀胱溫度不足呢？我們可能覺得是小腸寒冷，那麼除了頻尿以外，病人有沒有其他小腸寒冷可能造成的症狀，譬如大便黏稠、排不乾淨等？如果病人確實有小腸寒冷的可能，那麼病理上又是什麼問題導致小腸寒冷？是心陽不足，無法移熱小腸？是「中下焦」寒濕重，阻隔心陽下傳？是肺陽虛導致心陽無法往下？還是其他的什麼原因？如果病人有其他心陽不足的症狀表現，我們還得再往下追究，是什麼原因導致了心陽不足？如果是肝血不足導致了心陽不足，那又是什麼原因導致了肝血不足？是脾胃消化吸收不好，營養不足？情志問題讓病人睡不好，血不歸肝？還是肝家實，所謂的肝硬化、肝腫瘤？

換句話說，從一開始簡單的「半夜頻尿」症狀，我們沿著不同的叉路去「望聞問切、蒐集資料」，看看哪一條叉路比較像是病人病理上的真實原因，「蒐集資料」「模式識別」「中醫病理」三個層面重複地交互探討，一步一步地「辨證」及「審因」，逐漸提高診斷的深度及準確度，直到整個「病理路線圖」可以解釋病人絕大多數的症狀表現；即使有些症狀還是不能完全解釋清楚，那些不明的症狀也不至於影響診斷的大方向。

再舉個例子，許多中醫教科書及教授帶學生看診時，都會告訴學生，中醫把「高血壓」分成「肝陽上亢型」「肝腎陰虛型」「痰濁內阻型」「陰陽兩虛型」等幾種。「肝陽上亢型」的症狀有頭暈脹痛、煩躁易怒、目眩耳鳴等；「肝腎陰虛型」的症狀有失眠健忘、心悸乏力、腰痠腿軟等；「痰濁內阻型」的症狀有眩暈頭痛、肢體困重、體倦嗜睡等；「陰陽兩虛型」的症狀有頭昏眼花、腰膝無力、下肢浮腫等；同時，這些教科書及教授也會告訴學生，「肝陽上亢型」就服用這個方劑，「肝腎陰虛型」就服用那個方劑等。

學生畢業後開業看診時，聽到病人抱怨西醫檢查出高血壓，就開始「連連看」，看看各類型高血壓的症狀列表裡，病人對應了哪幾項，是「肝陽上亢型」對應的比較多呢？還是「肝腎陰虛型」對應的比較多？「加權指數」最高的，就變成了診斷的結論，而藥方當然也就直接對應出來了。聽起來很容易學，但很可惜，這不是眞的中醫，臨床治療效果也很差。這樣的「模式識別」過於粗糙，更不用說在「蒐集資料」「模式識別」「中醫病理」三個層面中重複地交互探討、挖掘病人眞正的問題所在。

詳細「辨證」及「審因」後的「診斷」，還不一定是「事實」，而只是醫生從綜合症狀下做的「假設」，認爲病人病理上的問題「應該」在哪裡，因而會導致病人的各種症狀。既然是「假設」，就有「可信度」的問題，一般單純、醫生比較熟悉的小病，診斷的可信度可能比較高；複雜、醫生少見的問題，診斷的可信度可能比較低，這一點醫生自己要誠實面對。診斷可信度高的病例，或許可以單刀直入；診斷可信度低的病例，就得小心迂迴前進。關於這一點，我們就進入了下一個階段：「整體評估」。

整體評估

病人可能有幾個病因，而導致各種症狀。不同的病因，輕重緩急不一樣，病人客觀與主觀上對每個病症的容忍度不一樣，醫生對每個病因判斷的可信度也不一樣。譬如，病人可能是癌症末期，情況還算穩定，但是十天沒有排便，那我們是不是該先幫助病人排便？病人是不是受得了攻便的藥？或者，病人可能心臟衰竭、心跳走走停停，但也是十天沒有排便，那麼攻便會不會引起更大的問題？不攻便會不會讓心臟衰竭更嚴重？每一個病例都不一樣，都得個案分別討論，無法一概而論，因此，這個「整體評估」的步驟，臨床經驗的累積是主要關鍵。

不過，還是有些基本的準則。譬如，如果病人有好幾個不同的病因，不要期待一次全部解決，想一次同時解決好幾個不同的病因，往往一個也治不好。又譬如，面對急症、重症時，即使醫生對自己的診斷很有把握，也得非常小心，因爲病情沒有什麼空間容忍錯誤。治療急症、重症時，醫生要有高度的危機感，除了主要治療的方向外，心裡必須有備案，如果病情發展和預測的不同，急轉而下時，知道該如何快速穩定住局面。當然，治療急症、重症時，小心歸小心，是不能手軟的，該使用重藥時就得使用，因爲醫生是在和病情賽跑，錯過了時機，再厲害的醫術也無法挽救病人。

現實條件：生活習慣和心理因素

如果讀者看到這裡，覺得臨床看診很困難，那麼眞實情況會更困難。爲什麼？因爲有其他許多現實因素，綁手綁腳，有時會讓醫生覺得非常可惜，有時則讓醫生哭笑不得。其中，生活習慣和心理因素是最常被大家拿出來討論的。舉個例子，我有位高血壓的病人，堅持每天喝六杯咖啡、抽一包菸，怎麼樣都不肯改，還問我爲什麼服用中藥時血壓正常，一停止服用，血壓沒兩個月又飆高了？這個我想不需要解釋，稍有點常識的人大概都可以替我回答。

而心理因素對身體健康的影響，大家早就知道了。中醫認爲生理和心理是連結的、互動的，這個層面的心理因素，本來就應該包含在「蒐集資料」「模式識別」「中醫病理」交替探討的「審因」步驟裡面。這裡所指的心理因素是更加延伸的病人心理層面，譬如，病人自以爲懂中醫，治療期間還自己加加減減，偷偷服用網路上的偏方、秘方，或者覺得藥方「開對的話」，服用起來就應該舒舒服服，好像吃八寶粥一樣，你越和他解釋治病並非如此，他就越疑神疑鬼。像這樣的故事，只要是執業過幾年的醫生，都可以舉出一堆例子。怎麼辦？

醫生可以選擇不治療這樣的病人，然而，如果你還是願意幫助對方，治病的第一步是想辦法讓病人信服你，譬如先挑一個病人很在意卻不難處理的病症來下手，這個病症本來可能根本排不上優先處理的名單，但是，一旦你很快幫病人解決，病人對你的信賴度就會大增，之後的治療會容易許多。反過來說，也有許多病人把醫生當成「神醫」，心裡有非常不切實際的期待，好像看到你病就會馬上好似的，這個時候你千萬不要高興，因爲不切實際的期待很快就會變成失望；一旦病人覺得連「神醫」都救不了他，很快就會放棄希望、任隨病情惡化，治療起來更加困難。

換句話說，適度調整病人的期待是非常重要的。當然，還有很多其他的心理因素，我們不在這裡一一討論，等你執業看診數年後，自然心領神會。

家屬的意見及病人做的西醫治療

另外兩個常需要考慮的現實條件是病人家屬的意見，以及病人已經做過的、目前正在進行的，或短期內會去做的西醫治療。

譬如，治療癌症末期的老先生、老太太時，常會遇到病人家屬之間有非常對立的想法，哥哥說爸爸應該靠中醫延長生命、活得有尊嚴，妹妹堅持要爸爸去開刀、化療、放療，吵得連爸爸過世後十年彼此都不見面。或許你會覺得，病人相信中醫就來看，病人不相信中醫就不要來看——其實，眞實診療的背後，不是那麼單純、那麼容易就一分爲二，眞實的世界常常是灰色地帶。而中西醫合併治療的問題、中西醫治療的衝突等，也存在這個灰色地帶裡。或許你可以警告病人，再吃一顆西藥你就不再看他了；然而，這不一定是解決問題最好的辦法，至少不是每一個問題都適用。

譬如，服用十幾年安眠藥的病人來找你幫忙，每天睡覺前「服用安眠藥」這個動作本身就對病人有很大的影響，即使服用的安眠藥本身根本沒有效用，少了這個「服用安眠藥」的動作就可以讓病人緊張到失控，你要他馬上停止服用，其實是自找麻煩，讓你的治療更加困難，不如告訴病人暫時繼續服用安眠藥，但是觀察服用中藥後，是不是起床時本來那種「好像沒有睡」的感覺減輕、白天精神變好，讓病人知道中藥能夠幫助他睡眠品質變好；等病人對安眠藥的依賴性逐漸移轉到中藥上，再讓病人遞減安眠藥的劑量，整個治療的時間可能會縮短許多。當然，也有許多時候得對病人當頭棒喝，讓他們知道中西醫合併治療只會讓病情更糟糕。總之，不同的病人、不同的家屬、不同的疾病、不同的西醫治療，都需要不同的方式來處理。

從「蒐集資料」「模式識別」「中醫病理」開始，經過「整體評估」，再經過「現實條件」的制約，我們才能從「辨證」到「論治」的階段，考慮實質上治療的策略，決定該如何一步一步地幫助病人，每一步該使用什麼藥方，或者使用針灸、外治療法，還是其他治療方法。

除了知識應用，還要精通處理人事物的藝術

有些讀者或許會覺得，只要把中醫知識學精，剩下的那些臨床問題沒什麼大不了。其實，臨床醫生超過一大半的時間及精力，是花在非醫療的部分，而臨床治療的成敗也往往落在這個範疇。中醫知識的深入理解是必要的，但是單單只有中醫知識是不足夠的。這就好像高科技公司的科技創新，重要性只占公司成敗的一五％左右，沒有正確的策略、運營等，一切都是空談。

「每個病人都是醫生的老師」，如果只「研究中醫」，少了眞實臨床治療的反饋，那所謂的「中醫研究」就會如許多人對中醫的看法一樣，虛無縹緲、紙上談兵。所以，即使臨床醫生不想面對這些「繁瑣的雜事」，還是得認眞面對，一步一步走過來。臨床醫學不僅僅是知識的應用，還得兼顧處理人事物的藝術，一半是科學，另一半是藝術，而以臨床療效而言，藝術那一半可能更重要。

讀者從前面的討論中，對中醫臨床看診有了基本概念後，就可以開始來討論各種病例及臨床治療故事，一方面可多認識中醫的臨床效果，也可藉此來解釋中醫的一些醫理。

中醫其實不以西醫病名爲依據，而是經由望聞問切蒐集的資料來辨證論治；不過，一般大衆對西醫病名熟悉許多，爲了方便，以下還是按照西醫的病名來舉例。

·第二章·

急性膽囊炎及急性闌尾炎

大家聽到急性膽囊炎和急性闌尾炎，大概不會想到中醫。病人都已經非常痛了，臉色慘白，蜷曲著身體，全身發冷無力，趕忙直接到西醫院急診室求助，匆匆忙忙切除膽囊或闌尾，哪有時間讓中醫慢慢「調理」！

急性膽囊炎

這次中國對抗新冠肺炎疫情，有一段小插曲。領導中醫界對抗疫情的天津中醫藥大學校長張伯禮院士，抗疫時積勞成疾，造成急性膽囊炎，膽囊被西醫手術切除了。手術後，張院士說了一句「名言」：「肝膽相照，我把膽留在武漢了。」表明他在武漢抗疫的決心及毅力。然而，許多人因而在網路上說，中醫不如西醫，連張院士這樣重要的中醫人物，得了急性膽囊炎，都無法以中醫治療，只能求助於西醫手術。

許多「老中醫」及中醫愛好者跳出來辯護，說中醫重在預防、「上醫治未病」，已經形成膽結石就晚了，該開刀的還是得開刀。但眞的是這樣嗎？

其實，中醫可以快速治療急性膽囊炎，臨床上我救治過許多急性膽囊炎和急性闌尾炎的病人，其中不少是半夜發作，疼痛不已，被家人送到急診室，西醫確診爲急性膽囊炎或急性闌尾炎後，寧可強忍著疼痛，冒著腹膜炎的風險，堅持不開刀切除，等著隔天來診所以中醫方式治療。而白天發作的病人，在西醫急診室調度安排開刀房的時間裡，我們就已經可以把問題穩定下來了。

來討論一個最近剛剛發生的急性膽囊炎病例。

症狀

那天是週五，診所病人一如往常排得緊，中午時分，診所前台接到一位舊病人的求救電話，說他胃脹難受兩天了，沒有食欲，噁心想吐。週五早上起床，右上腹到胸口突然非常疼痛，且從腹部痛到背部，痛到蜷曲著身體躺在床上，一下發冷一下發熱，全身無力，非常難受。聽到這些症狀，幾乎可以確定是急性膽囊炎及相關的急性病症。雖然診所行程很緊，本來無法再插入病人，然而，據我對這位舊病人的認識，我知道他的情況一定很嚴重，不然不會貿然要求立刻插診。

病例

病人，男，華人，四十五歲左右。下午兩點，病人在太太攙扶下勉強拖著疼痛的身體到了診所，我很快詢問了症狀及檢查病人。以他病況的嚴重度來說，如果到了西醫急診室，幾乎可以確定會立即安排手術切除膽囊。

中醫急診，多半會針藥並施，加強治療效果；而在急診的情況下，以穩定病情爲主，讓病症緩解下來，爭取時間來治療根本的問題。

針灸手法

急性膽囊炎病人會非常疼痛，因此急診針灸部分，以緩解病人疼痛爲主。

針對這位病人的疼痛情況及部位，我下針「中脘」「天樞」「膽石點」「梁丘」「內庭」。取穴的意義很直接，「中脘」和「天樞」爲近取穴，接近病人腹部疼痛位置。同時，「中脘」爲胃的「募穴」，也是八大「會穴」之中的「腑會」，「天樞」則爲大腸的「募穴」；「中脘」和「天樞」並用，讓消化道的功能順暢。「梁丘」爲胃經的「郄穴」，常在腹部急症時使用；胃經「子穴」本爲「厲兌」，但「厲兌」在腳趾頭上，下針太痛，臨床常以「內庭」來代替。「子穴」通常用來瀉該經上剛剛發生不久的實症，搭配「郄穴」來壓制胃經上剛發生不久的急性脹痛，效果良好。而「郄穴」配上前面的「腑會」，又是所謂的「會郄治療法」，是很經典的針灸治療方式，來應付內臟急性發炎及疼痛。另外，我們再加上「膽石點」來針對膽家的問題，可以比喻爲「畫龍點睛」的選擇。「膽石點」是個經外奇穴①，不在正經②上，而是在「陽陵泉」下兩寸四周找按痠痛的位置下針。

這裡得多解釋一下，小腸的第一段爲十二指腸，爲膽管接到消化道的位置。雖然西醫學把十二指腸歸爲小腸的一部分，但十二指腸這一段和小腸其他部位的性質及常見病症不盡相同。而中醫從許多臨床病例上看來，無論在辨證或治療上，現在所謂的十二指腸部位，反而比較適合歸屬於「胃家」。所以，這個病例的針灸「會郄治療法」，「會穴」

① 指不歸屬於十四經（即十二正經加任脈、督脈經穴總合，又稱「經穴」），但具有一定名稱、固定位置和一定主治作用的腧穴。

② 指十二經脈，左右對稱地分布於身體兩側，是經絡系統的主幹、氣血運行的主要通路，與臟腑直接聯繫。

取的是「腑會」，「郄穴」取的是「胃經」的「郄穴」，而沒有選取「小腸經」的「郄穴」。當然，我們也可以改選「膽經」的「郄穴」，只是之前已經使用了「梁丘」，也就不另外多使用「膽經」的「郄穴」和「外丘」。

這位病人的疼痛非常嚴重，情況比較緊急，沒有足夠的時間在診所立即煮中藥湯劑，只能使用中藥粉劑。不過，很可惜，科學中藥粉劑製造商沒有生產所有我想要的成分；而生藥直接打粉服用，和水煮後的性質不一樣，許多生藥也不適合生服。於是，只好退一步，以「胃苓湯」「旋覆代赭石湯」「大承氣湯」科學中藥粉劑混合來代替，讓病人在留針時服用。

經歷半個多小時的急診處理，病人症狀暫時緩解，從極度疼痛變成些許脹痛，可以正常對話及走路了。然而，這只是暫時的對應，病人回家後得立即煮中藥湯劑服用，第一、二天得多服用幾次，之後恢復到一般情況下，一天得服用中藥湯劑兩次的劑量。

藥方解析

我給他開的藥方以清肝、清膽、通便爲主：柴胡、玉金、黃芩、龍膽草、五倍子、海金沙、旋覆花、代赭石、炙甘草、黃耆、白芍、大黃、厚朴、枳實等。

柴胡、玉金、黃芩、龍膽草，主要是清肝。膽汁由肝臟所分泌，長年膽汁分泌不良，導致膽的問題，如同上游河水充滿了泥沙及濁物，讓下游的湖泊泥沙淤積一般；同時肝膽互為表裡，治療陽腑膽時，必須兼顧陰臟肝。五倍子和海金沙是常拿來清膽的中藥，臨床效果良好。

旋覆花和代赭石，簡單來說是降胃逆，常常用在胃反酸。清膽時，許多不良的膽汁及汙物得清出來，本來應該到十二指腸往下走，然而，當病人躺下睡覺時，腸胃道不一定在蠕動，幽門也不一定緊閉，那些膽汁及汙物常常會往上進入到胃，讓病人很不舒服，中藥方得未雨綢繆。

炙甘草用來調和不同中藥的藥性，而炙過的中藥有苦味，有強心的作用，中醫認為膽囊排放膽汁的力量源頭在心臟。黃耆強氣，白芍酸收，兩者並用，有加強膽囊緊縮、排放膽汁的功能。大黃利便，讓大小腸通順，而厚朴寬腸道，枳實潤腸道，不僅僅限於大小腸，往往也適用於膽管、胰管等。

另外，清膽結石時，也很常加滑石、阿膠等。滑石幫助排石，膽結石、腎結石等的中藥方中都常加滑石；阿膠可以幫助止血，通常是擔心結石排出的過程中刮傷管道，導致局部出血。

感覺到膽結石在分解及移動

當天晚上七點左右，病人回報情況。他告訴我，下午從診所回到家裡，還沒有服用中藥湯劑，就已經好很多了。服用一碗中藥湯劑後，疼痛完全消失，也順利排便，他用「感覺又活回來了」來說明他的現況。根據病人自己的形容，喝完一碗中藥湯劑後，感到「膽結石在分解及移動」，覺得很神奇。雖然我已經聽過不少病人形容，服用中藥後有膽結石在分解及移動的感受，實質上是如何、現代西醫學該怎麼解釋，可能得要有一些科研計畫來深入探討。

如前面提到的，急診歸急診，想要治療病源，還是得服用中藥湯劑一陣子，把肝膽好好清一清，免得又有膽結石等物形成，再度導致急性膽囊炎。急診後，這位病人服用上述中藥方的加加減減四週左右，經過兩次複診檢查，情況良好，決定停藥，但我特別交代病人不要長時間熬夜，免得肝臟健康水平下降，再次導致肝膽的問題。另外，因爲春天在中醫上屬於「木」，爲「肝的季節」，臨床上春天清肝的效果更好，因而建議病人在春天時回診，服用一些清肝的中藥來加強肝家的健康。

急性闌尾炎

接下來討論急性闌尾炎的病例。雖然急性闌尾炎和急性膽囊炎是不同的問題，在病症表現上卻有很多類似的地方，如腹部劇痛、全身發冷無力、冒冷汗等；而闌尾炎和膽囊炎都有可能導致腹膜炎，讓病情急轉而下，治療上更爲棘手。

那天也是週五，傍晚看診時段結束，我拖著一週來的忙碌疲憊，正準備離開診所回家時，診所同仁急急忙忙把我攔下，告訴我有一位病人突然下腹部劇痛，病人媽媽剛剛在史丹佛大學接到病人，正在趕來診所的路上，希望我能等她們來看急診。

病例

病人，女，華人，二十多歲。在媽媽攙扶下進入診所時，手壓著右下腹闌尾的位置，四肢冰冷，身體冒冷汗，痛到幾乎說不出話來。看她進來的樣子，我已經想到可能是急性闌尾炎。我快速做了檢查，譬如按闌尾穴等，八九不離十是闌尾炎或大腸前段盲腸的部分出了問題。

針灸手法

和前面急性膽囊炎急診一樣，針藥並施，提高治療效果。

針對這位病人的情況，我先下第一組穴位：「闌尾穴」「天樞」「關元」，留針約十分鐘，病人感覺疼痛開始減輕。「闌尾穴」和前面提到的「膽石點」一樣是經外奇穴，不在正經上，位置範圍在「膽石點」往小腿背面移一些，在那附近找按痠痛的位置，主要是加強闌尾及盲腸的功能。「天樞」和「關元」爲近取穴，接近病人下腹部疼痛位置，同時也分別是大腸及小腸的「募穴」，加強腸道的蠕動，把集聚在盲腸附近的排泄物往下推送。中藥部分，也因爲來不及煮中藥湯劑，當場只能給病人服用「大黃牡丹湯」的科學中藥粉劑，雖然不如爲病人特定病情專門開的中藥方，也還算是不錯的應急變通。「大黃牡丹湯」出自《金匱要略》，組成爲：大黃、牡丹皮、桃仁、冬瓜仁、芒硝，爲瀉熱破瘀、消腫散結的良方。

接著再下第二組穴位：「支溝」「照海」「梁丘」「足三里」，留針約十五分鐘，病人疼痛明顯下降，放鬆很多，也不發冷了。「支溝」和「照海」並用，是中醫針灸治療便秘經典的配穴，無論是熱性便秘，還是寒性便秘，都有一定的療效。「梁丘」前面提過，爲胃經的「郄穴」，是腹部急症常用的穴位；「足三里」爲胃經的「合穴」，是調理消化道及補氣的重要穴位。

兩次下針之間，也再讓病人服用一次科學中藥粉劑，這次改爲「赤小豆當歸散」加「大承氣湯」。「赤小豆當歸散」出自《金匱要略》，就只有赤小豆和當歸，用來活血、解毒、排膿。嚴格來說，赤小豆必須使用已經發芽的，但一般科學中藥粉劑可能沒有那麼講究。「大承氣湯」出自《傷寒論》，組成爲大黃、厚朴、枳實、芒硝，爲「陽明腑實證」的重要方劑，以通利腸道爲主要功能。

急性闌尾炎有可能造成闌尾破裂而引起腹膜炎，即使病人下腹痛減輕，還是得未雨綢繆，減少盲腸及闌尾內部濁物累積造成的壓力，亦避免闌尾外部發炎化膿，「赤小豆當歸散」在臨床治療腹膜炎的效果良好。前前後後，大約花了半個多小時急診。病人離開診所時好了很多，只感到些許疼痛，已能夠行走，總算露出了笑容。

藥方解析

和急性膽囊炎相比，急性闌尾炎的後續治療簡單許多，不需要花費很多天來清盲腸及闌尾，因此我只給了三付中藥，讓病人帶回煮成湯劑。中藥組合爲：大黃、厚朴、枳實、牡丹皮、桃仁、赤小豆、當歸、炮附子、白朮，和在診所服用的中藥粉劑很相似。

大黃利便，厚朴寬腸道，枳實潤腸道，牡丹皮和桃仁破血攻瘀，赤小豆解毒排膿，當歸活血，並用以預防腹膜炎。這幾味藥大致是「大黃牡丹湯」「大承氣湯」「赤小豆當歸散」的合方加減。比較不一樣的地方是加了炮附子和白朮，有兩個用意：第一是病人本身「中下焦」寒重，大黃、牡丹皮、桃仁幾味中藥較寒涼，急診時服用一下，對「下焦」寒沒太大影響，但回家連續服用幾天，可能會造成病人不適，加炮附子來溫熱「中下焦」，減少寒涼藥的副作用；第二是炮附子和白朮並用，為「白朮附子湯」，體內排膿的效果良好，加強預防腸癰化膿。

病人後來回報，急診隔天週六晚上，已完全沒有任何不適。三天後，病人到西醫院檢查，已經完全沒有發炎現象，但根據病人的敘述，西醫也認定是急性闌尾炎。

闌尾並非退化器官，不能隨便切除

這位病人是史丹佛大學醫學院的研究員，距離史丹佛大學醫院急診室沒多遠。在診所時，我問病人及病人的媽媽，這麼疼痛，為什麼不就近送史丹佛醫院急診室？她們說，如果送到急診室，肯定要開刀切掉闌尾，她們不願意闌尾被切掉，畢竟醫學研究已證明闌尾並非沒有實質用處的退化器官，反而是儲存很多消化道所需細菌的部位，不能隨便切除。

另外，她們也相信中醫可以緊急處理急性闌尾炎。雖然知道下班時間從史丹佛大學趕到我的診所耗時許多，更可能會塞車，即使如此，她們還是堅持要我協助治療；還提到，幸好在我下班前幾分鐘留住我，不然眞不知道該怎麼辦。她們對我的信任，讓我很感動。

「上醫治未病」不是養生

目前，中醫教育在中國大陸、臺灣及其他地方已經走偏了，導致對急症、重症的臨床療效不佳，不知道檢討改進，反而將中醫推向「養生」「慢慢調整體質」等方向，將中醫的精髓都丟失了；許多人更把《黃帝內經》裡「上醫治未病，中醫治已病，下醫治未病」的一段話拿出來沾沾自喜，說什麼厲害的中醫教導大家養生，只有不厲害的中醫才治療嚴重的疾病。這根本是對古文的誤解及顛倒是非！

「上醫治未病」不是指一般市面上所謂的養生，而是當病人還沒有任何病症表現，自己及其他人都察覺不出問題時，「上醫」就可以從病人生活模式或非常微小不明的現象知道這個人未來會出現什麼病症，在病人「未病」時就已經把問題解決了，而不是「上醫擅長預防疾病，而不擅長治病」。如果「下醫治未病」而「上醫不擅長治病」，那麼「上醫」根本連「下醫」都不如，又怎麼會是「上醫」呢？所以，若一位中醫師治不好急性膽囊炎、急性闌尾炎等急症，不要拿「上醫治未病」來搪塞，更不要大剌剌地發表似是而非的討論，而是應該回去好好再學習中醫，等急症、重症臨床療效得到肯定後，再來討論如何學習中醫、中醫該如何發展等。

·第三章·

子宮大出血

子宮大出血是我常處理的急診病例，它在西醫學上有多種可能成因，譬如子宮或子宮頸腫瘤、子宮內膜炎、子宮內膜異位等。因爲大量流血很危急，一般情況下，如果二十四小時內藥物或子宮動脈栓塞術等皆無法大幅度止血，就得趕緊切除子宮，不然病人會有生命危險。

然而，很多病人以後想要懷孕生小孩，不願意切除子宮；即使不打算生小孩的病人，大多數也不希望被開腸破肚、被切除體內的器官，造成未來許多健康問題，因而尋求中醫的幫忙。沒想到，中醫的效果又快又好，往往在西醫覺得非得切除子宮時，中醫竟然可以很快止血。

從藥方組合推論病因

中醫怎麼看待及治療子宮大出血呢？我們換一個方式來討論，從經典方劑的中藥組合反過來猜測古籍作者的想法，並從臨床療效來探討其正確性。

對應子宮大出血最經典的方劑為《金匱要略》中的「膠艾湯」，原文為「婦人有漏下者，有半產後因續下血都不絕者，有妊娠下血者，假令妊娠腹中痛，為胞阻，膠艾湯主之」，它的中藥組成以大家熟知的「四物湯」成分當歸、川芎、白芍、地黃為基礎，加上艾葉、阿膠、甘草，臨床子宮止血療效卓越，卻也讓許多人感到疑惑。

許多人把「四物湯」的功效歸為補血，認為女士月經來時不適合服用，以免補太多而經血不止；那麼，為什麼子宮大出血時反而使用「四物湯」？另外，艾葉常常用來溫熱子宮，但若子宮已經大出血，溫熱子宮不會出血更多嗎？

遇到像這樣的爭議，不同學派的中醫往往會引經據典來支持自己的想法；然而，醫學是實事求是的實證學問，不是自由討論的哲學。如同物理學，理論是從眞實現象推論而來，當理論和眞實現象有落差時，是理論的偏差，沒有所謂「每個人看法不一樣」。臨床醫學最需要做的第一步，是回歸到臨床觀察的眞實結果。既然「膠艾湯」在臨床治療子宮大出血上有明顯功效，一致性也很高，從其中藥組合來推論，大多數子宮大出血是虛寒引起，並非如許多中醫誤解的有流血就是熱證。同時，在大量臨床觀察下，我們理解到子宮及子宮頸腫瘤、子宮內膜異位等，大多源自心陽無法透達小腸，「下焦」過度寒冷，而這些健康問題導致子宮大出血，也就不意外了。

有了這樣的認知，回來討論「膠艾湯」治療子宮大出血的原理。

治療子宮大出血的原理

病人本來就虛寒，大出血時血虛更嚴重，用當歸、川芎、地黃來補血、活血。白芍一般的解釋爲止腹痛，但多數時候子宮大出血並未伴隨腹痛，故白芍的重點爲酸收，而甘草緩急，艾葉則溫熱子宮。

一般認爲阿膠補血，這個理解沒有錯，不過，阿膠補血的功能在於「內收」，譬如「黃連阿膠湯」就用阿膠來補心血，而不是使用「四物湯」來補血，因爲阿膠有內收的作用，加上雞蛋黃爲引藥入心，兩者並用時，用來補足所謂「心藏神」的功能（編按：詳見後文〈失眠〉章節說明）。阿膠重用時可以止血，這點倒是廣爲人知，其實就是重用「阿膠」內收的功能，而「膠艾湯」中最主要的藥材正是阿膠，因此阿膠的品質非常重要。

如果阿膠的品質不好，混雜了許多添加物，治療子宮大出血的效果將大幅下降。我就遇過好幾次遠程治療的病人在當地自己抓藥，阿膠的品質遠不如我的診所嚴格監管下的藥材水平，因而遲遲無法止血。我要求病人換到其他誠信好、專業度高的中藥店購買阿膠，或者從診所緊急快遞阿膠給病人，不到半天血就止住了。

在正確的基礎下延伸變化

如果我們的反向推論正確，應該就可以「膠艾湯」為基礎再往前推進。譬如，既然白芍的重點為酸收，若加重白芍劑量，是不是就能更快止住子宮大出血？加吳茱萸來溫肝、溫子宮，療效是不是更佳？而「膠艾湯」中的甘草是為了緩急，如果把甘草改為炙甘草，苦味入心，維持了甘草的主要作用，又額外增強心陽以透達小腸，間接溫熱子宮，是不是也可以提高療效？臨床實驗證明，我們的延伸推測是對的。

此外，還可以再往前變化，比如加升麻來提升中氣，而當病人「下焦」寒濕很重時，考慮加炮附子來溫熱「下焦」、加白朮去濕等。換句話說，我們研究中醫經典時，不僅僅是從病情描述來連結到中藥方劑，更要從各個方劑的中藥組合反推病情背後的病因，以及深入體會每一味中藥材的意義，知道中醫經典中每一個方劑要教導我們什麼，才能融會貫通，有完整的思路，而不是停留在「死背方劑」「症狀比對」「套招」等初學者的階段。

·第四章·

乳房腫瘤

上一章討論到子宮大出血，順理成章，本章來討論中醫對婦科的「生理模型」和乳房腫塊的病例。

中醫對婦科有一個基本的「黑盒子」模型，雖然聽起來過度簡化，在臨床看診上卻十分有用，從這個模型的思維可以得到很多治病上的啓發。

婦科生理模型

中醫認爲，女人的乳水在乳房內慢慢累積充盈，到了月經週期中間（大約相對現代醫學的排卵期），心陽的動力會推動乳水沿著任脈和衝脈下行到子宮。子宮位於小腸和膀胱之間，受到小腸散放出的熱，並接受肝臟的血，而將白色的乳水轉化成紅色的經血。當經血累積足夠時，子宮就像水壩蓄水到滿位時必須洩洪，讓經血從體內排放出來；月經排盡後，乳水又開始在乳房內累積，整個週期又重新開始。這樣簡單的模型，已經可以解釋許多婦科疾病的治療方法，從月經週期太長、月經週期太短、月經週期不規律、經痛、經血過多、經血過少、乳房腫塊，到經前臉上長滿青春痘等。

乳水在乳房中累積充盈，心陽開始將乳水往下壓送時，有許多情況會讓這個過程進行得不順利，譬如心陽不夠強、下行的力量不足，也可能「中焦」寒濕重，或者「下焦」有瘀血，造成下行的阻力等。乳水下行不順暢，長時間下來，一小部分陳舊的「乳水」會停留在乳房內，逐漸導致乳房的病變及腫瘤等。

這樣的解釋，或許在現代醫學理論上聽起來荒誕無理，然而臨床實證上顯示，治療乳房腫瘤不僅僅是要清乳房，更需要強心陽、去「中下焦」寒濕血瘀等，把上述整個黑盒子模型考慮進去，才能眞正治好乳房腫瘤。

以下這個乳房腫瘤病例，不是我看過最複雜難治的，但因爲是我早期碰到的病例，令我印象深刻。

病例

病人，女，華人，三十歲左右，中國大陸東北長大，前幾年結婚搬到加州。病人自幼胸部兩側有副乳，二十多歲時，右乳兩個部位有增生組織，尋求西醫治療，手術把增生組織切除掉後，治療效果不好，沒多久又出現囊腫及增生組織；改服中藥，效果也不好。後來左乳也發現有囊腫，其中一個腫塊開始有膿血流出。第一次來就診時，左右乳都有好幾個腫瘤，左乳腫瘤流膿發臭。病人說，身體不適或用力時，乳房內的硬塊會痛，夏天比較好些，冬天會有更多的增生。另外，病人疲倦時或天黑以後，心情會因不舒服而感到煩悶。

症狀

中醫看診講求望聞問切，蒐羅病人各方面的資訊，此處稍微提一下重點，讓讀者有些概念。

這位病人很怕冷，手腳冰冷，自述在故鄉大陸東北時，天氣很冷，卻沒有辦法一直穿著厚重的衣服，那時候身體凍壞了。她平時沒有運動習慣，也不太出汗，只有做家事時會些微出汗。晚上十一、二點睡，兩到三小時後會醒來一會兒，早上起床時覺得累，沒有睡飽的感覺。胃口還算正常，喜歡吃酸味和甜味的食物，但常感到口苦。病人不覺得口渴，卻喜歡一直喝熱水。每天有排便，成形，卻偶爾偏綠。小便略頻繁，一個多小時一次，淡黃色，無臭味或泡沫。經期本來二十五天左右，最近有縮短一些，血色鮮紅，量多，有些血塊，沒什麼經期綜合症。舌頭略胖大，有齒痕，苔白。脈略數，左脈大於右脈，尺脈沉弱細無力，肝脈略大。

這些看似雜亂的小事情，一般人看起來沒什麼頭緒，對中醫師來說都是有用的線索。中醫師看診好像福爾摩斯偵探偵察辦案一般，從蛛絲馬跡一步一步探索內情。

藥方解析

初診開的中藥方爲：生附子、乾薑、炙甘草、桂枝、黃耆、牡蠣、瓦楞子、炒麥芽、柴胡、茯苓、防己、川芎、丹皮。

病人心陽不足，寒重，生附子爲強心要藥。生附子、乾薑、炙甘草爲知名的「四逆湯」，取名爲「四逆」，意指手腳四肢寒冷嚴重，冷到手肘及膝蓋。桂枝行陽，黃耆補氣、行氣。

牡蠣味鹹軟堅，質重下行，爲攻乳房硬塊的要藥，搭配清乳房的瓦楞子和炒麥芽，是我常用來治療乳房腫瘤的中藥組合之一。乳房屬於「三焦」系統，柴胡可引藥入「三焦」，茯苓和防己通利「三焦」，川芎和丹皮則活血化瘀。

生附子有毒嗎？

這裡得特意提一下，生附子在中國大陸及美國都是合法的，中國國家中醫藥管理局列出臨床建議使用的劑量範圍，美國食品藥物管理局（FDA）以「謹愼使用」（use with caution）來提醒使用者，兩者都沒有禁止使用生附子。很可惜，臺灣把生附子當作毒藥，明文規定不合法。

生附子眞的有毒嗎？有許多藥物研究機構做過各種化學分析，結論是，完全沒有煮過的生附子含有「雙酯烏頭鹼」，有很強的毒性，直接服用可能導致死亡。沸水煮生附子六十分鐘，析出的雙酯烏頭鹼轉化爲「單酯烏頭鹼」，毒性下降到兩百分之一，以一般臨床治療使用的劑量而言，即使劑量加大許多，也沒有什麼危險。沸水煮生附子九十分鐘，析出的單酯烏頭鹼再轉化爲「醇胺」，毒性下降到兩千分之一，實質上視爲無毒。

中醫使用生附子或炮附子，從來都不是「生吃」，都是高溫水煮一小時以上，成爲中藥水劑來服用。管理中藥材的人員不明就理，許多中醫師也跟著起鬨，讓中醫自廢武功，枉費了「生附子」這味重要的中藥材。

隨季節調整用藥方向

病人服用中藥湯劑十天後回診，開始有些反應了。左側副乳本來有半公分的小硬塊，已經不見了。乳房增生有往乳頭方向移動的趨勢，睡眠比較好，有做夢。我維持同樣的中藥方，加了炒酸棗仁、遠志、龍骨，讓病人睡得更沉一些。

病人約三週後回診，左右乳房硬塊變軟、變小，也散開了一些。雖然手腳還是偏冷，但開始會正常流汗，睡眠也更穩定，夢減少許多，早上起床不累了，舌根的白厚苔退了許多，脈仍弱，但比較平緩穩定。基本上，藥方還是維持同樣的大方向，些許加減及調整劑量，來對應病人其他方面的反饋。

約四週後回診，這段日子正好是新年前後，加州的天氣變得很冷。病人最近一次月經血塊明顯增多，乳房增生變薄，硬塊變小了。提重物時，兩脅肋會痛，左手無力，左肩背痛。易心驚，下巴長了一些痘子，偶爾右腳冷左腳熱，動的時候身體會熱，靜下來時又會覺得冷。舌苔大幅減少，舌頭顯得乾，舌頭色淡。天氣冷時，心臟的負擔增加，心陽下行更加不順暢。中藥湯劑強心時，部分心陽反逆而上，常常看到所謂的「上火」現象，臉上長痘子、口乾舌燥等，因而冬天不是治療心臟問題的好時機，清乳房的進度也會受到影響。

再約四週後回診，果然如之前判斷的，治療反應變差，乳房硬塊沒有太大改變，晚上及提重物時仍感疼痛。上午九點到中午，身體會覺得冷，中餐後恢復正常。不過，每天可以睡足八個小時，心情也好很多。這個時候，我們把中藥湯劑減弱，改攻爲守，等天氣轉熱一點後，再來進攻。藥方改爲：牡蠣、瓦楞子、炒麥芽、生半夏、生薑、黃耆、人參、炙甘草、紅棗、柴胡、茯苓、防己。加生半夏的用意在去水飲、痰飲，加強通利「三焦水道」的作用。

本來病人應該一個月內回診，卻飛往中國大陸探親旅遊數週，兩個月後才回來複診。那個時候已經四月初了，加州早已春暖花開，我們重新開始趕進度。不過，一方面天氣熱了，即將進入夏天，爲心臟的季節，治療心臟變得容易些；另一方面，病人的寒象明顯減少，因而不需要用到生附子這味重藥，而以調整桂枝、炙甘草的劑量來強心。中藥湯劑爲：當歸、桂枝、炙甘草、紅棗、通草、黃耆、防己、茯苓、柴胡、玉金、龍骨、牡蠣、瓦楞子、炒麥芽、川芎、丹皮。

乳房的腫塊消失了

兩週後回診，這次的反應讓我很驚訝。病人說月經正好來了，這次月經來的前三天，突然覺得整個乳房內的腫塊在往下掉，沒多久，左右乳的腫塊都消失了，同時月經也來了。精神比以前好很多，睡眠品質也很好。說眞的，當時我也覺得不可思議，雖然倪海廈老師有說過類似的情況，在醫理上也可以解釋，但眞的看到了這樣黑白分明的快速變化，還是很難相信、很震撼的。之後的數年內，我治療乳房腫瘤的病例多了許多，但大部分都是慢慢改變。不過，數十個病例中仍會遇到一個像這樣快速變化的病例，好像溪水無聲無息流注到水庫裡，水量不斷累積，有天水庫水滿了，能量積聚足夠了，大壩閘門突然打開，一次將整個水庫的積水統統排掉。

這麼多年下來，這位病人及她的家人一直是診所的病人，偶爾會來看感冒或其他小問題，也就有機會持續追蹤病情。病人的乳房腫瘤消失一年後，回到中國大陸時做了乳房超音波檢查，西醫找不出有腫瘤，甚至也沒有增生，根本想不到病人之前的乳房腫瘤已經流膿發臭。

再過了一年多的冬天，病人手腳又變得很冷，偶爾會感覺到乳房不通暢、怪怪的，我讓她再服用類似以前的中藥湯劑兩、三週，情況就又轉好。因此每年冬天，病人手腳再度變冰冷時，會主動回診，服用一些中藥湯劑來維持心臟及乳房的健康，到目前爲此，情況仍十分良好。

·第五章·

癲癇

癲癇，也是大家認爲西醫治不好的一個病症，只能用Keppra等藥物去壓制，中醫怎麼可能治得好？其實，臨床上我治好過很多癲癇的病例，許多都是嚴重到西醫束手無策，中醫治療卻快速有效。

以下這個病例是一個很好的對比。

病例

病人是一位華裔的小妹妹，出生十一個月時，突然兩腳抽筋，每二、三十秒抽動一次，連續四十分鐘。父母趕緊送急診，但是到了醫院，症狀消失，西醫檢查不出任何問題，無法做治療，只好請他們回家。後來的兩、三年中，又發生好幾次類似情況，但程度加重，手腳皆抽筋、無力，且病人無法控制手腳，也無法站立，有時全身緊繃。病人父母表示，通常在發作前幾天，都會先有類似感冒的症狀，然後再發作。

症狀

二〇一五年一月，病人四歲半多一些，感冒、發燒，又開始出現不自主的運動障礙及癲癇，但是，情況變得嚴重許多。病人不自主地流口水，說話困難，無法控制手腳，同時伴隨其他癲癇現象。父母趕緊將孩子送到加州小兒科最權威的史丹佛大學露西爾帕卡德兒童醫院（Lucile Packard Children's Hospital）。經過史丹佛大學的醫師群檢查，確定左腦有不規則的電流反應，但是並不知道為什麼會如此。西醫決定給這位小病人服用壓抑腦神經的藥物，希望能減少癲癇發作。不過，他們很直接地說明，這些藥物會讓病人學習遲緩，同時也無法眞的治好問題的根源！

這位小病人服用壓抑腦神經的藥物兩個多月，病情時好時壞，依然不定時癲癇發作，不自主地手腳、頸部、臉嘴無力及失控，史丹佛的醫生除了增大藥物劑量外，沒有更好的辦法。這對父母覺得孩子情況越來越差，非常著急，這時候，他們正好在廣播上聽到我討論另一個癲癇治療病例，覺得講得有道理，便決定試試中藥治療。

藥方解析

中醫認爲癲癇的主要原因是痰飲入血脈、經絡及腦，通常脾虛的人不易化濕、去痰飲，因而臨床上治療癲癇，很多都以健脾、利水、去痰爲主。

這位小病人三月下旬初診的中藥湯劑即以健脾的「小建中湯」及利水的「五苓散」爲主：桂枝、白芍、炙甘草、紅棗、生薑、白朮、茯苓、豬苓、澤瀉、麥芽糖。另外，加生半夏、陳皮去痰飲，葛根來引藥上頭，也提好的水上頭。

病人服用中藥後，胃口變好，大便量增加，在學校比較願意和其他小朋友玩，氣色好轉，決定停止服用所有癲癇西藥。三月底有一次手抖了十分鐘，隨後睡著了，醒來沒有繼續發作。兩天後，又有一次舌頭抖動一小時，再兩天後的晚上，手抖了三個小時，症狀都比服用中藥前輕微許多。四月初回診，我維持前方，僅加重白芍的劑量。

四月下旬回診，這兩、三週來只發作一次，左手抖四十五分鐘，但病人仍可以控制左手。學校老師說病人學習能力增強，手指細微控制能力提升不少。病人整體狀況改善很多。

四月底發生了一個插曲。病人感冒了，有些咳嗽，身體平衡有點失調無力。凌晨四點發燒到攝氏三十八度半，病人父母自行給病人服用一般美國常用的止痛退燒西藥 Tylenol

（Acetaminophen）。早上七點，病人雙手及嘴唇開始抖動，父母自己做主，又服用了控制癲癇的西藥一次。病人入睡三小時，早上十一點醒來，體溫降到攝氏三十七度左右。病人父母表示，病人恢復得比以往快很多，類似的情況，以前醒來後又會癲癇發作，幾乎都得送急診才能平靜下來。當天下午，他們趕緊來診所回診，我告訴他們，感冒時脾虛會加重，確實可能再度誘發癲癇，不過如果病人沒有服用西藥Tylenol，這次並不一定會發作；而即使發作，也會更加輕微。而這次看診，因爲病人感冒，得先應付感冒，癲癇治療部分先暫停，改用科學中藥粉劑來治療感冒，不需要使用中藥湯劑。

一週後回診，感冒基本上好了，只有偶爾清清喉嚨的一、兩下輕短咳嗽，晚上睡得很好，沒有運動障礙及癲癇的症狀，整體情況良好。接著我們回來繼續治療癲癇。

除了原本的中藥組合外，因爲考慮到病人感冒剛好，比較虛弱，多加了幾味中藥：酸棗仁、黃耆、升麻、人參。服用一週後，病人情況良好，停止服用中藥。

快速好轉，癲癇症狀消失

之後幾個月，診所追蹤病人的情況，狀況良好，沒有服用任何西藥，也沒有發作過癲癇，病人父母非常高興。病人是不是百分之百好了，這倒不一定，下一次感冒或有其他健康問題時，原來的症狀可能還會再浮現。但是，這位小病人的身體一直在進步，即使下一次再發作，應該會輕很多，也會很快恢復。

史丹佛大學醫院一直沒有找出病人發病的原因，醫師群本來安排病人六月時住院一個月，每天二十四小時觀察，一旦有任何癲癇症狀，可以立即試用各種西藥。但病人父母不願意小女兒被拿去當小白鼠實驗，轉而尋求中醫的幫助；結果，還不到六月，病人已經好了，不需要被抓去做「醫學研究」！

史丹佛大學的西醫們得知病人接受中醫治療後，非常不以為然，即使看到病人快速好轉，還是告訴病人父母：「你們連那些樹枝樹葉裡有什麼東西都不知道，還拿給小孩服用？」我很想反問：「你們連病人為什麼發癲癇都不知道，竟然還給病人服用會造成學習遲緩、對腦部有嚴重影響的藥物?!」

不過，這些西醫還是挺專業的，他們仔細檢查病人情況，也認同病人已經沒有癲癇症狀，腦部也沒有異常放電了，同意病人停止服用西藥，也取消本來安排的住院觀察計畫。如果這些西醫願意放下成見，虛心討論，我很樂意詳細解釋中醫如何看待這個病情，如何可以快速有效地治療，也很樂意說明我用每一樣「樹枝樹葉」的理由！畢竟，目前西醫治療這類癲癇的效果很差，如果他們可以從中醫裡得到一些好的治療方法，對許多病人是非常有幫助的。

‧第六章‧

妥瑞症

提到癲癇，就非得提到有些相似卻不一樣的妥瑞症（Tourette Syndrome / Tics）。雖然西醫對妥瑞症也是只能壓制，無法治癒，中醫卻能有效治療妥瑞症。目前我遇到的妥瑞症病患，從還沒上小學的兒童到高中生，幾乎都在幾週內治好。

症狀

妥瑞症是什麼？這是一種不自主的重複性動作或發音（譬如甩頭、眨眼、敲東西、出怪聲音、罵髒話、大叫等）的病症，有些研究認為是遺傳性的腦部神經疾病，或是大腦對多巴胺的不正常反應，也有些研究認為是大腦皮質病變。目前西醫沒有明確的解釋，也沒有良好的治療辦法，只能期望病人長大後，病症可以慢慢自己減輕。

雖然妥瑞症並不會有生命危險，也不會攻擊病患，卻會帶來很多困擾。譬如我有一位病人，小學五年級，會時不時不自主地罵髒話、比中指，不知道他病情的老師及同學會因受到侮辱而感到非常生氣；另一位高中生病人，上課時會大叫，還好老師、同學已經習慣了，就讓他坐在教室最後面，當他大叫時，就當作是教室外面的噪音。美國還有人把一位妥瑞症病人的故事拍成電影，從他小時候被人誤解而戲弄，長大當上老師被大家排擠、被家長要求開除換人，直到後來慢慢被人理解，加上自己的努力，總算成為一位受人愛戴的老師。

簡言之，如果一個人從來不知道有妥瑞症這種疾病，遇到了病人，很可能會認為病人是癲癇發作、精神病患、智力不足，或者是行為非常不檢點的小混混——那絕對是個誤解，剛剛提到的那位上課大叫的高中生病患，成績非常優異，每一門學科不是A⁺就是A，他不大叫時，你也會覺得他是位彬彬有禮的少年。

中醫這樣看妥瑞症

中醫怎麼看待及治療妥瑞症呢？前面提到妥瑞症的表現和癲癇有相似的地方，中醫從外在綜合症狀推導內在的問題根源，既然外在表現和癲癇有相似處，那不難猜測是不是也和脾虛不易化濕、痰飲入血脈及大腦有關呢？沒錯，臨床上看到的病患，大多有飲食不正常或脾虛的情況，健脾、去濕、去痰一樣爲治療的主軸，不過，有另外一個大方向也得考慮。

身體各部位抖動、症狀在身體不同位置跑來跑去等，中醫稱爲「風動」。《黃帝內經》解釋「諸風掉眩，皆屬於肝」，「風動」不一定都是肝的錯，但絕大多數都和肝有關聯。在妥瑞症臨床診斷上，很多的病人都有肝血不足的現象。成人肝血不足時，往往感到疲憊；兒童及青少年肝血不足時，反而容易有躁動現象，好像汽車冷卻水不足導致引擎過熱一般。

藥方解析

治療妥瑞症，我最常使用的基本方向爲健脾的「小建中湯」，搭配「引血歸肝、安神清熱」的「酸棗仁湯」：桂枝、白芍、炙甘草、紅棗、生薑、麥芽糖、酸棗仁、川芎、知母、茯苓。再針對病人特有的情況來加減，譬如便秘的病人得通便，大腸的沼氣過多，會加重肝解毒的負擔，往往讓病情膠著。

那位上課大叫的高中生，服用三週中藥湯劑後，他媽媽告訴我們，病人已經不會在上課時大叫了；只有偶爾壓力過大或熬夜多天後，會有短時間的妥瑞症症狀，但都很輕微，旁人不一定會注意到。

‧第七章‧
注意力不足過動症

一些西醫研究表示，過動症（Attention-Deficit Hyperactivity Disorder，ＡＤＨＤ）和妥瑞症在基因上有關聯，有趣的是，我們常常用和妥瑞症相同的思維及方式來治療過動症。

病例

病人，女，華人與白人混血，十四歲，身高很高，卻非常瘦，幾年前西醫已經確診為注意力不足過動症，服用不同種精神科西藥六年。

症狀

那年暑假剛開始，六月下旬，病人媽媽帶她來診所就診，主要的症狀為上學時注意力無法集中，喜歡與虛構卡通人物對話，沒上學時卻特別興奮；不敢自己在收銀台點餐或結帳，也不敢在人們面前表現；每個月約有一次自殺傾向。病人自覺溫暖，手腳和身體摸起來卻是冰冷的；平時晚上十點半上床睡覺，得到十二點多才睡著，半夜一、兩點又會醒來；即使睡到很晚，起床還是完全沒精神。病人水喝得不多，小便卻很少，呈褐色；消化不良，平均三天才大便一次。

藥方解析

病人的問題有些雜亂，卻不願意服用中藥湯劑，好說歹說，才勉強答應服用科學中藥粉劑「酸棗仁湯」和「小建中湯」加減。服用中藥第一週，病人胃口變好多了，體重開始增加，睡眠情況好很多。可能因爲是暑假不用上課，心情愉快，只偶爾生氣，但情緒依然處於比較亢奮的狀態。病人媽媽決定停止所有過動症西藥。

接下來的兩個月，治療的基本方向沒有改變，我針對病人當時的情況做些加減，額外使用過「甘麥大棗湯」「炙甘草湯」「六味地黃丸」等，病人還是只願意服用科學中藥粉劑。期間胃口一直不錯，體重明顯穩定增加，不像以前那麼瘦弱，開始會自己喝水，尿液大幅改善。本來睡眠已經改善許多，但正好奧運開始，病人很喜歡半夜看奧運現場直播，拖到半夜兩、三點才睡，睡到早上十一、二點才起床，情緒開始有些不穩定，但整體情況仍然改善很多。

走出多年過動症陰影

病人本來被要求轉去念特殊教育學校，讓特教老師來應付過動症影響下的學習問題，但病人媽媽不願意病人去念特殊學校，希望孩子能念正常的學校。看到病人暑假期間中醫治療反應很好，九月初帶病人回西醫院，請西醫重新評估診斷，三位過動症專家會診，一致認為病人的過動症完全好了，不再需要任何西藥。也因此病人可以繼續念一般的學校，不需要去念特殊學校，病人媽媽非常高興。我們讓病人多服用中藥幾週，加強穩定療效後，也停止服用中藥。

後來的幾年內，斷斷續續有病人的消息，情況良好，不再有過動症的現象；不過，病人正值青春期，偶爾心情起伏大，還好母女感情很好，可以跟媽媽聊天訴苦。病人上大學前的那個暑假，特意來到診所，一方面在搬離加州前和我打聲招呼，一方面也檢查一下身體狀況。我看到一位亭亭玉立的少女走出多年過動症陰影後的轉變與成長，心裡挺替病人感到高興的。

·第八章·

憂鬱症、焦慮症及自殺傾向

現代社會來自各方面的壓力很多，加上變化迅速，未來的不確定性增加，讓很多人得了憂鬱症。輕微者會想哭、半夜驚醒、心悸、對人生感到無力等；嚴重一點的會想自殺，甚至眞的嘗試尋短。

病例

病人，華人，男，五十五歲左右，有段心酸的往事。病人父親是位成功的企業家，擁有一家規模不小的公司，希望培植他成爲接班人，但他那時對人生充滿理想，堅持不加入父親的公司，自己在外面創業，期待成爲比父親更成功的企業家。

世事難料，病人幾次創業都沒有成功，而這一次一次的闖蕩江湖，已經耗掉病人二十多年的時光，年輕時的意氣風發不再，身體卻每況愈下。

症狀

九年前，病人開始有憂鬱症，滿腦子充滿負面想法，想自殺，有好幾次眞的詳細計畫自殺的方法。九年來一直服用抗憂鬱西藥及安眠藥，然而，病人還是憂鬱，每次心情低潮可以持續好幾天。病情約一年前開始加重，說話變得很緩慢，有氣無力，對什麼事都提不起勁；半夜不肯睡覺，非得搞到兩、三點才睡；白天喜歡一個人躲在陰暗的房間裡，或者把辦公室的燈光調得極暗，不願意去太陽下走走。而病人高中時就開始抽菸，四十年來菸抽得很凶，每天至少抽十根。

病人從臺灣來加州出差，被朋友硬拖來就診。我仔細望聞問切、檢查病人各方面的情況，認爲病人憂鬱症的主要來源是肺陽不足。在中醫理論裡，「肺主憂」「肺藏魄」，肺陽不足的人容易有憂鬱傾向，而肺不藏魄時，喜歡躲在黑暗處——好比「魄」這個字，「白天見鬼」一般。同時，病人久病下來，心陽、腎陽也跟著不足，病情變得複雜許多。

藥方解析

我幫他開的中藥方爲：浮小麥、炙甘草、紅棗、麻黃、乾薑、麥門冬、杏仁、生半夏、人參、巴戟天、陽起石、補骨脂、澤瀉。

浮小麥、炙甘草、紅棗是有名的「甘麥大棗湯」，《金匱要略》裡的原文為「婦人臟躁，喜悲傷欲哭，象如神靈所作，數欠伸，甘麥大棗湯主之」，在許多精神疾病上，還形容得眞貼切，這裡也重用炙甘草來補心陽。

麻黃宣肺發陽，乾薑強胸陽。病人肺家久病必虛，麥門冬、杏仁補肺津液，人參補氣，生半夏去痰飲，巴戟天、陽起石、補骨脂補腎陽，搭配澤瀉來補瀉兼顧。

完全擺脫憂鬱症

病人服藥第一天就睡得很好，自述以前商務旅行時，沒有一次睡得好，遠比平時更差。服用中藥兩、三週後，病人說話變得宏亮有力，負面想法減少，第一次覺得有希望擺脫九年來的痛苦。病人回到臺灣，服用完當時診所給的中藥後，我推薦他就近找一位倪海廈老師的學生接著看診治療。病人半年後又來美國出差，特別告訴我，他已完全擺脫憂鬱症，不再需要服用任何中西藥了。

再來討論另一個很不一樣的病例。

病例及症狀

病人，男，華人，五十歲左右，矽谷的工程師。病人初診時告訴我，新冠肺炎疫情爆發後，他不知道爲什麼很緊張、擔心，白天會突然心慌、心跳加快、莫名恐懼等，晚上很難入睡，得拖上好幾個小時才睡著；即使睡著，沒多久就會驚醒，醒時會非常害怕、心慌、心跳加快等。病人去看了西醫，醫生認定他有焦慮症及失眠，開了抗焦慮症西藥及安眠藥，他覺得效果有限，自己會另外再服用大麻萃取物Cannabidiol（CBD），勉強可入睡，但白天和晚上還是會出現焦慮症的症狀。這樣的情況已經持續好幾個月，病人深感苦惱。

藥方解析

病人在朋友的大力推薦下來診所就診，我仔細地望聞問切，與病人討論許久，認爲得先穩定他的睡眠，畢竟一個人長期睡不好，不但身體很難改善，對心理也會產生很大的傷害。因而，前幾週以兩種藥方交替來改善病人入睡情況、睡眠時間及深度，並穩定情緒，治療失眠的部分則等到下一章再來討論。病人的反應不錯，沒多久就把抗焦慮症的西藥及安眠藥停了，白天情況良好，焦慮症沒有發作，入睡好些（但仍需要一個多小時才能睡著），也可以睡得比較久、比較沉；不過，半夜還是會驚醒，之後焦慮症會發作，感到心慌、心跳加快、恐懼等。

正當我思考該如何再往前推進時，病人突然告訴我，這幾個月「居家避疫」，運動量大減，卻吃得多很多，最近老是覺得胃脹、反胃、不舒服。其實，第一次看診時，我已經告訴病人，他肝臟有問題，膽汁分泌一定不會好，遲早有可能會有膽囊、膽管的問題，自己得注意飲食。好吧，既然病人覺得焦慮症及失眠好了不少，現在對胃脹比較煩惱，那我們就繞個路，來把肝膽剋脾胃的問題解決一下。直接清肝清膽，藥方和治療膽結石、膽囊炎有很多相同的地方。

病人是醫生的老師

兩週後複診，病人說胃脹、反胃等症狀好了，這並不太意外，我告訴他還得多服用兩週清肝清膽的藥，讓膽囊和膽管維持在比較好的狀態。然而有趣的是，病人說這次服藥幾天後，焦慮症和失眠全好了，白天沒有發作過焦慮症，晚上入睡良好，可以一覺到天亮，中間不會驚醒，也就沒有驚醒後的恐懼、心慌、心跳加快等現象。雖然，以病人的情況而言，清肝清膽確實多多少少會改善他的焦慮症及失眠，但如果他兩週前沒有抱怨胃脹、反胃，我不會考慮用這樣的方式繼續治療他，更不確定能不能在一週內完全「收尾」。這樣的狀況讓我眼睛一亮，回頭重新思考許多問題。

病人是醫生的老師，醫生虛心傾聽病人的反饋，是醫術精進的一大助力！

·第九章·

失眠

良好且充足的睡眠很重要。大家都聽過西醫研究說人平均得睡八小時，而現在中醫知識慢慢普及了，很多人也聽說過半夜十一點到三點是膽經和肝經的時間，一定得好好睡著，身體才會健康。

沒錯，這不僅僅是中醫的說法，現在的西醫研究也發現，人體受生理時鐘調控，非得在半夜這段時間處於睡眠狀態，肝臟才能好好地處理膽固醇及進行其他生理功能。而美國農業部經過十多年的研究，最近總算承認，人體內膽固醇過高等現象，和我們每天吃很多高膽固醇食物沒什麼關聯。以前認爲一天不能吃超過兩顆蛋，現在認爲一天吃二十顆也沒有關係！臨床上，我們也常常看到病人很瘦，吃素、吃得很清淡，卻有嚴重的脂肪肝，爲什麼？因爲不好好睡覺！

失眠的問題在各年齡層都可能發生，也代表著不同的身體警訊。睡不好覺有許多不同情況，有的人入睡困難，上床後思緒不斷，全無睡意，拖了一、兩個小時才能睡著；有的人入睡沒問題，躺上床一下就睡著了，可是睡兩、三個小時就醒，有時可以再入睡，有時無法；有的人淺眠，容易驚醒；有的人睡眠前大半都沒問題，可是清晨四、五點就醒來，沒睡飽卻也無法再睡；有的人感覺睡得很好，睡眠時間也很長，可是起床後就是沒有精神；有的人混雜前面幾種情況，當然也有人整夜都沒有辦法睡覺。對於這些不同的表現，在中醫生理及病理學上都有不同的解釋，並不像西醫治療那樣，無論哪種失眠都是讓病人服用安眠藥。

病例及症狀

病人，女，華人，五十四歲。先生陪著她第一次來就診時，氣色非常差，人很憔悴。病人說她睡眠不好已經十年了，最近這一年變得特別嚴重，每晚得躺在床上兩、三個小時聽音樂才能勉強入睡；但入睡不深，兩個小時左右就醒來，無法再入睡。白天很累，但怎麼也睡不著。病人表示很焦慮、不耐煩、容易生氣，而且每天都偏頭痛、頭暈，躺下來休息還是一樣暈。另一方面，整年鼻塞，呼吸不順，冬天感冒會很嚴重，需要很長時間才能康復。這幾年嗅覺下降許多，手腳冰冷。半年前停經，現在偶爾有更年期潮熱現象。貧血多年，血壓卻略偏高。

說眞的，人幾天沒睡好，就已經非常難受，心情、脾氣會變得很差；而長久沒睡好，這位病人還能夠不跟先生小孩大吵大鬧，原本的個性一定很好！我一面聽病人及先生陳述，一面檢查她的身體。病人瞳孔很小，照光反應很差，代表腎陽不足；眼診肝區遠大過脾區，兩者都很平淡，沒什麼紋路，代表肝血很虛，肝脾相互拖累；舌頭偏紅、無苔，代表心陽反逆向上等。

藥方解析

這位病人有些熱象，本來我想一開始就使用石膏，但是擔心她身體太虛弱，反而讓她胃口更差、更吸收不到營養，所以決定先做一些預備動作，讓她的身體能夠銜接上來。

第一週我使用了：浮小麥、炙甘草、紅棗、酸棗仁、川芎、茯苓、知母、龍骨、牡蠣、柴胡、玉金、遠志、黃耆、當歸、生地、白芍、丹皮、桃仁、三七。使用的中藥種類有點多，主要是想看看病人對這樣中藥組合的反應。臨床用藥不僅僅是治病，也是探索病人內在問題的方法。

一週後回診，入睡比較容易了，在較短時間內就能入睡，但半夜兩點左右仍會醒來，無法再入睡。早上頭痛有好一點，鼻塞依然嚴重。我告訴病人，我們還在做準備動作，先不要急著看是不是睡得好一些，免得壓力大，反而睡眠更差。

這一週我加強通鼻竅，使用了：浮小麥、炙甘草、紅棗、酸棗仁、川芎、茯苓、知母、遠志、桂枝、白朮、葛根、白芷、辛夷、菖蒲、蒼朮。

再一週後回診，這次檢查病人，覺得病人脈象、舌象及其他方面都有進步，可以開始使用寒涼的石膏去「上焦」的虛熱，於是我改用了：石膏、知母、炙甘草、浮小麥、紅棗、酸棗仁、川芎、茯苓、遠志、柴胡、玉金、龍骨、牡蠣、吳茱萸、人參、生地。

看病不能急

又過了一週，病人回診，我剛走進診間，就看到病人氣色好很多，已經猜到她睡得不錯。果然，病人表示這一週來入睡好很多，十點半上床，不需要像以前一樣得聽音樂，三十分鐘左右即可入睡，到四、五點才會醒，睡眠品質不錯。病人及先生很高興，十多年來的失眠，服用了三週的中藥，雖然還沒有達到完美的睡眠，總算看到了曙光！

我討論這個病例的目的，是告訴大家看病不要急，就像打仗一樣，得先布局，按部就班地進行，同時觀察病人的反應，以做適當的修正。如果這個病人一開始就服用石膏等寒涼藥物，身體可能會很不適應；反應不好，輕則讓病人失去信心，重則讓病人病情加重。

不過，這也需要病人相信醫生。在這位病人來就診的半年多前，另一位三十多歲的女士來看失眠。依據她的情況，我告訴她，剛開始服用中藥的第一週有可能會睡得更差，但很快就會好轉。我特意詢問她能否接受，病人表示了解，沒有問題。結果不到兩天，這位病人只服用了一付中藥就打電話到診所，說她服用中藥後的兩晚睡得更不好，認爲治療無效，堅持要退剩下的幾付中藥！

這樣的病人有他們自己的問題。譬如這位女士，第一次來就診時就表示已經看過十多位中西醫，沒有一個有效。我們不去評論她看過的醫生們的功力，但像她這樣的看病態度與方式，是沒有醫生能幫得上忙的。而她越是如此，睡眠就越差；越無法相信醫生，也就越焦慮——這是一個惡性循環。我見到這位病人時，她已經有嚴重的焦慮症。「格局決定結局，態度決定高度」，找醫師看診也一樣！

再討論另一個失眠病例。遇到睡眠不佳的病人，許多中醫都會想到「心不藏神」「陰虛有熱」「肝氣鬱結」「心腎不交」「脾濕陽虛」等，對應各種不同的失眠表現。然而，如同之前討論的，中醫並不是症狀和藥方的「連連看」，而是得藉由望聞問切蒐集的資料，來推測身體內部的問題；除了一些小毛病之外，往往不是那麼單純與直接。

病例與症狀

這位失眠病人的細節，我們就不多提了，直接進入病因。

這位女病人年輕時得過乳腺炎，現在乳房有腫塊，月經快來前，乳房會非常疼痛。同時病人也提到，月經來的時候及剛結束的那幾天，睡眠品質會稍微好一些。前面說到乳房腫塊時，討論過心陽將乳水向下推送至子宮，轉化爲經血；心陽弱時，向下推送乳水的力道不足，便會產生遺留而逐漸形成乳房病變。反過來說，乳房有病變，心陽受到阻隔而無法順利下行，會造成心陽反逆，往頭部走，往往就會產生睡眠不佳的症狀。

這是一個惡性循環：睡眠不佳時，肝血無法順利歸肝，肝臟無法讓血液內的有效物質及能量重生，造成血虛；而血虛造成心陽不足，好比汽車引擎沒有好的汽油，便無法提供足夠的功率，於是乳水下行更不順暢，也就有更多的殘餘物留在乳房中，導致更多的乳房病變。

藥方解析

在這種情況下，不是一聽到失眠，就直接使用常聽到的治療失眠方劑「酸棗仁湯」或

「黃連阿膠湯」，而是先盡量清除乳房腫塊，減少心陽反逆，才能打開治療失眠的第一扇門。

這位病人服用清除乳房腫塊的中藥方兩週後，乳房腫塊還沒有明顯縮小，但睡眠開始好轉；這個時候我們改用「黃連阿膠湯」加減，減少所謂的「心不藏神」「陰虛有熱」的現象，病人失眠問題便大幅好轉。

「黃連阿膠湯」是一個很有意思的方劑，最早出自《傷寒論》，原文爲「心中煩，不得臥，黃連阿膠湯主之」，中藥組合爲：黃連、黃芩、白芍、阿膠、雞子黃。

黃連和黃芩是寒涼的藥物，分別針對「上焦」和「中焦」的虛熱，而黃連很苦，苦入心；黃連也有解毒的作用，常常在尿毒症上使用；白芍酸收，可以意會比喻爲增強靜脈系統收回血液。

雞子黃就是雞蛋黃——爲什麼服藥時，要在碗裡加一個生雞蛋黃，一起吞喝下去？古代醫家大多解讀爲雞蛋黃滋陰、潤燥、養血，但這樣的解釋有點牽強，整本《傷寒論》只有提到一次雞蛋黃，就是在「黃連阿膠湯」的條文裡，而滋陰、潤燥、養血的中藥材很多，爲什麼偏偏要選雞蛋黃呢？

中醫認爲心之所以可以「藏神」，是因爲無論血液如何進出心臟，總維持一定以上的血量，當我們要補足「心中的血量」時，需要一個「引藥」帶領補血的作用到心臟，不然再強的補血藥也不一定能補到心裡去。在自然界中，什麼東西是活的，卻可以「懸浮在中間」？大概只有蛋黃了。在一顆沒有壞掉的雞蛋中，蛋黃總是懸浮在中間，不會碰到蛋殼，位居「中心位置」。因此，「黃連阿膠湯」使用雞子黃，是爲了引藥到心裡去。

「引藥」這個觀念在現代科學上很難解釋，但如同中醫裡其他許多用來作「引藥」的中藥材一樣，臨床確實看得出差別。若「黃連阿膠湯」不使用雞子黃，改用其他滋陰、潤燥、養血的中藥，效果就是沒那麼好。而既然作爲「引藥」而非「主攻」的藥材，那麼大一點或小一點的雞蛋黃，甚至換爲鴕鳥蛋或鵪鶉蛋的蛋黃，效果會不會差很多？答案是否定的，臨床上做了許多測試，只要是懸浮在中間的蛋黃，大小和種類並不是那麼重要，這點讓我們更肯定了雞子黃在「黃連阿膠湯」裡，主要的用途是「引藥入心」。

那麼阿膠呢？討論治療子宮大出血的「膠艾湯」時，我們提到阿膠補血的功能在於「內收」，而非單純的補血。阿膠配合雞子黃，達到「內收入心」「心藏神」的功能。如果阿膠只是單純的補血，那麼我們是不是可以用「四物湯」來代替阿膠，新創一個「黃連四物湯」？但臨床試驗效果遠不如「黃連阿膠湯」。

阿膠的作用，在現代科學一樣很難解釋，只能從臨床來實證，不過並不難意會想像。阿膠是用驢皮製作的，驢皮堅韌，在驢子身體最外層，把全身血肉內臟包在裡面，意象上即爲「內收」。另外，阿膠最早不是驢皮製作的，而是用牛皮製作的，現在成爲「黃明膠」，功能和阿膠相似，可是效果不如阿膠。

·第十章·

兒童睡眠不佳

上一章討論了失眠，我想延伸討論小孩子的睡眠問題。

睡眠對小孩的智能及身體的發育最爲重要，不論是醫學研究，還是個人臨床的經驗，大多數頭腦聰明、身體強健、個性開朗活潑的小孩，通常晚上九點左右就上床就寢，睡覺的時間遠超過八個小時，到早上七點左右起床，精神飽滿，開開心心展開一天的生活；反觀那些晚睡覺的小孩，身體常常出問題。

其實，即使大家都知道睡眠很重要，總還是有千萬個理由不好好準時睡覺——工作太多、家事做不完、照顧小孩、上臉書、早睡睡不著、整天下來沒有獨處的時間等。大人都如此了，就更難要求小孩子早睡。

加上小孩子慢慢長大，功課越來越多，課外活動也變多了，爸爸媽媽爲了「不要讓小孩輸在起跑點上」，不斷提升對孩子的期待，四、五歲就要認識多少英文單字，做完數學題目還要練琴，沒有練好不准睡，睡覺時間也就不斷往後推遲。有些爸爸媽媽自己很晚睡，也不太在乎孩子什麼時候上床睡覺，孩子玩到很晚也不介意、不管。

良好睡眠習慣從出生就培養

孩子的良好睡眠習慣，最好從出生就開始培養。孩子一出生就不應該和父母同床睡，小嬰兒睡在爸媽床上，對小嬰兒及爸媽的睡眠品質都有不良影響，也影響爸媽之間的感情，在美國甚至有小嬰兒被悶死的事件發生。

小嬰兒可以自己睡在嬰兒床裡，再把嬰兒床擺在爸媽床旁邊，方便就近照顧。等到小嬰兒三、四個月大以後，就應該把嬰兒床移到單獨的房間，讓他開始學習意識到自己的空間，只要爸爸媽媽聽得到小孩的叫喊，能夠快速反應及安撫孩子，就不需要擔心孩子會害怕、沒有安全感。讓孩子越早開始自己單獨睡，越不會不適應，也越不會影響孩子的睡眠。

孩子的安全感並非由父母陪同睡覺而來，而是來自父母願意眞心、耐心地聽他們說話，適度相信孩子獨自處理事情的能力，以及讓孩子感受到「無條件的愛」。無條件的愛不是溺愛，而是讓孩子知道，無論他做了什麼不好的事，你雖然會失望、難過、做適當的處理，甚至會適度處罰，但是父母對他這個人的愛並不會減少。

現在已經很少父母會說「你不好好吃飯，爸爸媽媽就不愛你了」「你不乖乖聽話，爸爸媽媽就不愛你了」等恐嚇性的話，但還是常常聽到父母告訴小孩「你好棒喔，爸爸媽媽好愛你」「你功課寫得好棒喔，爸爸媽媽好愛你」等。這些話等於是反方向的洗腦，孩子被這樣稱讚，會暫時高興一下，但很快就想到：「如果我沒那麼棒，爸爸媽媽會不會不愛我了？」「如果我功課沒有做好，爸爸媽媽會不會不愛我了？」讓小孩下意識陷入一種「如果我讓父母失望，就得不到他們的愛」的恐懼。這樣的小孩會缺乏安全感，必須把「你表現得很好」和「爸媽愛你」的關聯性拔除，做到「無論你表現如何，爸爸媽媽都一樣很愛你」。

很多做爸媽的會抱怨，他們會要求孩子早點睡覺，但孩子就是不肯，吵著說睡不著、不想睡。在進入「治病」的階段前，父母至少有三件事得先確認：（一）爸爸媽媽是不是也不重視睡眠時間，不準時睡覺？言教不如身教，如果做父母的自己也拖到很晚才睡，孩子自然「名正言順」不願意早睡。（二）是不是太晚吃晚餐？如果八點半才吃完晚餐，到了九點肚子還很撐，要孩子去睡覺，當然會睡不著。（三）是不是把孩子晚上的行程都排得滿滿的？或者，到了快九點時，孩子還是瘋狂地跑來跑去？睡覺前，要有一段放鬆安靜的時間，人不是機器，無法在高速運轉下突然熄火睡覺。

如果以上幾個因素都沒有問題，孩子還是無法很快入睡，或者即使睡著了也是翻來翻去，睡眠品質不好，那麼我們可以從「行爲」轉向「生理」去探討。

如同前面討論的，中醫對睡眠的分析很精細，不是睡不好就給你一顆安眠藥。中醫在分析睡眠時，至少分成：想睡睡不著、不想睡、可以睡著但很快醒、淺眠、睡時中間醒來多次、半夜固定時段醒來、可以再入睡、很不容易再入睡、睡得好卻很早就醒、整夜沒有睡、自以爲睡著了卻非常累、夢很多、有情緒的夢、沒情緒的夢、無意識地翻來翻去、打呼很大聲、沒什麼睡卻精神很好……非常多不同的情況，再加上中醫望聞問切四診合參，其實還滿複雜的。

孩子睡眠問題的原因

幸好，孩子的睡眠問題通常沒有大人那麼麻煩，大多數是脾和肝互相影響造成的。簡單來說，孩子可能飲食習慣不好，或者脾胃本來就比較差，身體得不到足夠的營養，血比較虛；而「血虛」以「肝血虛」先開始。

孩子肝血虛，往往不像大人一樣會比較累、臉色不好等，反而會像汽車的冷卻水不足、引擎過熱一般，會比較躁動、心急、容易生氣等，這樣的情況會比較難以入睡，睡著後也容易翻來翻去；當睡眠品質開始下降，中醫認爲半夜「血歸肝」就不順暢，結果讓肝更差；而「肝剋脾」，肝變差了，更加把脾限制住了；脾主營養吸收，即使小孩子胃口還是很好，實質上營養的吸收卻變差了，肝血也就更往下掉。如此惡性循環，肝脾越來越差，導致睡眠問題越來越嚴重。

會嚴重到什麼程度？臨床上，我治療過不少注意力不足過動症的小孩，很大一部分是因爲脾和肝互相影響造成的。有些小孩已經服用過動症的西藥好幾年，我們從肝和脾下手治療，結果孩子很快就完全擺脫所謂的過動症。

藥方解析

不過，做父母的不要太緊張，這病症聽起來好像很可怕，其實臨床上還滿容易處理的，我通常喜歡給這樣睡眠不好的孩子兩種中藥方劑：一是「小建中湯」來強脾，增加胃口及吸收；二是「酸棗仁湯」來助眠，引血歸肝。兩者可以混合服用，小建中湯又有麥芽糖，味道甜甜的，孩子比較不會抗拒服藥。效果如何？通常很不錯，甚至有好幾個過動症孩子，服用多種西藥好幾年也沒有起色，結果服用「小建中湯加酸棗仁湯」如此輕的中藥一陣子後，都被西醫重新診斷爲沒有任何過動症狀。

當然，不是每個睡不好的小朋友都是服用「小建中湯加酸棗仁湯」，還是得找專業中醫師好好看診。不過，最好跟中醫師多溝通一下治療的細節，譬如有些孩子半夜磨牙很嚴重，不但發出很大聲響，還把牙齒磨壞了。

小孩磨牙，中醫通常認爲是「胃火上炎」，讓孩子不舒服而磨牙。然而，大多數的情況都不是「實火」，而是「虛火」，也就是說並非胃火太多，而是胃下方寒濕重，胃火無法順利下行，往上反逆，造成「胃火上炎」的現象。這個時候，如果中醫師只使用寒涼藥物來清熱，短期之間半夜磨牙會好一些，長期下來胃下方的寒濕會更重，反而加重病情。

這裡主要想告訴爸爸媽媽，良好的睡眠眞的很重要，很多爸媽把優先順序排錯了，爲了其他一些沒什麼大不了的事情而讓孩子犧牲睡眠時間，以爲是爲了孩子好，反而損傷了他的健康及長期的快樂。而飲食方面也得多注意，我在臨床治療上遇過很多溺愛過度的爸媽，孩子偏食或每天吃麥當勞就不用提了，竟然還有孩子不肯吃正餐，連續兩、三年都只吃餅乾！還有每天只吃白飯拌肉汁，其他什麼都不吃！

孩子的飲食及口味習慣，是可以後天養成的，但越大越難改變，若父母放任孩子隨便亂吃，會導致一輩子的問題。但如果孩子就是不吃該怎麼辦？若孩子不吃，也不該給垃圾食物讓他們充飢，因爲人幾天不吃飯不會出問題，不會眞的傷害到身體，孩子不吃，就讓他餓一陣子，如同老一輩常說的「餓了自然會吃」，千萬不要心軟，反而會害了孩子。

·第十一章·

視力減退

受到電子科技進步的影響，現在無論大人或小孩的「螢幕時間」都遠遠超過以往；iPhone、iPad、Instagram、臉書、微信、抖音，讓許多孩子連小學都還沒上就已經戴上眼鏡，一副老氣橫秋的樣子！

症狀

不用說大家也知道，過長時間盯著小小的電子螢幕看，非常容易得近視及散光，特別是在光線黯淡的環境下，瞳孔放大，局部的視網膜受到強度過高的電子螢幕光線刺激，不出十分鐘，眼睛就開始瞇瞇的、虛虛的樣子，中醫的「望神①」好像就差了一半！所以，想要維持良好的視力，首要是避免長時間、低光度下使用電子產品。

再來是飲食及生活習慣。中醫認爲肝開竅在眼睛，因此，任何對肝臟不利的飲食及生活習慣，都會直接或間接地傷害視力，譬如太晚睡、補血的食物吃太少、吃太多充滿人工添加物的零食、服用大量的維他命等營養補充產品等。

另一方面，孩子上小學前，視力有些問題，不要急著戴眼鏡。眼科醫生會說要及早戴眼鏡彌補，以免視力變得更差，其實不然。在許多臨床案例看來，孩子在成長過程裡，身體本來就會有一部分長得快、一部分長得慢，這也就是爲什麼孩子在某些成長階段中，身體某部分的比例有時候會看起來怪怪的。眼睛及四周的結構也一樣，在成長過程中，有時會因爲人體組織生長的快慢不同，而導致暫時的視力不良或散光；一旦戴上了眼鏡，等於是強迫眼睛接受調整，「假性近視、散光」反而變成「眞性近視、散光」。

針灸手法

中醫怎麼治療近視及散光？針灸部分，最有效的穴位是「睛明」。在「睛明」下針，會讓眼睛的氣血大增，讓人體自我修復，對視力有很大的幫助，許多中醫師都反映臨床案

---

① 指中醫師通過對人體形色、目光、神志、呼吸、形態的觀察，以了解有神、無神、假神和神亂等不同情況的方法。

例證明「睛明」下針對近視、散光、老花眼、青光眼等眼科問題都有幫助。不過，在「睛明」下針，病人得要有十足的勇氣，畢竟針得刺進眼眶裡；同時，雖然不會刺到眼球，眼球後方有很多細小的微血管，如果留針時病人眼睛亂動，很容易變成熊貓眼，雖然只是暫時瘀血，一、兩週就會消掉，但不明白的人會以爲是遭遇家暴，引起許多誤會！不過，我們可以不針「睛明」，改下「攢竹」「絲竹空」「太陽」「陽白透魚腰」等眼眶外的穴位，或者再加上手腳上對眼睛或肝有幫助的穴位，譬如「光明」等。

藥方解析

如前面所言，肝開竅在眼睛，肝血足才能滋潤眼睛、提高視力，所以，中藥部分以補肝血的中藥材爲主。

長期用眼導致眼壓過高，清肝的中藥材可以降低眼壓，讓眼睛舒服些。一般常用的方劑爲「杞菊地黃丸」，也就是枸杞、菊花，再加上知名的「六味地黃丸」成分：熟地、山茱萸、山藥、澤瀉、茯苓、牡丹皮。

沿著眼眶內緣按摩，左右各十五分鐘

能不能自己按摩眼睛呢？可以，不過，最適合按摩的地方反而不是前面提到的那些穴位，畢竟下針和用手按摩是不一樣的。最好的按摩部位是沿著眼眶內緣按摩一圈。如果你用手指頭隔著眼皮輕輕按入眼眶內緣，可能會發現有些很小很小、像沙粒一樣的小凸點，那代表眼睛及四周的氣血不足。

沿著眼眶內緣慢慢按摩，手指左右按動，沿著眼眶內緣按一整圈，左右眼眶各按摩十五分鐘。幾天下來，你會發現那些沙粒般的小凸點不見了，眼睛也好像比較輕鬆了。這樣每天按摩兩個眼眶內緣，連續兩個月，孩子的視力會大幅改善；若是大人，改變比較慢，也比較有限，但至少可避免視力繼續惡化。

另外要記住，把指甲剪好、修平，好好洗手，免得刮傷眼皮或感染眼睛；若使用磨得平滑的牛角按摩棒代替手指來按摩，效果會更好。

·第十二章·

青少年叛逆

焦慮、壓力、叛逆等，是青少年常見的行爲問題及心理偏差，看起來像是家庭及學校的問題，和中醫沒什麼關係。其實，這和中醫大有關係，中醫可以幫上很多忙。

青少年時期本來就是人生重要的轉變階段，從什麼事都得聽從、依靠父母，成長到似懂非懂的小大人，開始有自己的想法及做事方式、獨立於父母和家庭的生活空間與時間，也得學習面對來自外界的影響，不管好壞，都得自己去面對、處理，伴隨的壓力及焦慮自然也跳了出來。

再加上青春期的身體變化、懵懵懂懂的眞假愛情、越來越競爭的升學過程，這一切的一切，讓青少年覺得大人上班反而比較輕鬆。大人下班後一直掛在臉書上，卻不准他們多看兩眼 Instagram 或抖音；大人自己都解不出數學問題，卻要他們到知名補習班補數學。那麼，他們的「叛逆行爲」又怎麼能算是叛逆呢？

症狀

面對青少年棘手的一切行爲，該怎麼辦？

中醫認爲生理和心理是緊密相關的，心理狀態會誘發生理問題，生理問題也會影響心理狀態，這個惡性循環導致了越來越大的問題。譬如臨床上我們會問病人，是不是容易爲了小事就暴怒、非常不耐煩？病人會驚訝地問中醫師怎麼會知道；又例如看診時我們也會問病人，是不是常常拖拖拉拉、猶豫不決？病人會驚訝地覺得中醫師比算命仙還靈！其實，對中醫稍微有研究的人都知道，肝、心、脾、肺、腎各主怒、喜、思、悲、恐，而有經驗的中醫師很容易把病人生理上的各種症狀和心理可能的表現對應起來。

反過來說，想要改善心理和行爲上的困擾，當然也就可以從改善生理上的問題開始，打破惡性循環，反轉成心理和生理的良性循環。譬如肝臟好一些，焦慮、生氣就少一些；焦慮、生氣少一些，肝臟就又好一些。另一方面，當病人心理和行爲上的偏差減少，外界對他們的反應也會有良性的改變，大人和青少年之間的緊張關係逐漸改善，青少年也就比較願意和父母、老師討論事情，焦慮、壓力、叛逆也得以減輕。至於中醫怎麼治療和焦慮、壓力、叛逆等相關的生理問題？這裡我們不深入討論，我建議讀者尋求合格中醫師的協助，不要自己上網找中藥產品來治療，反而會弄巧成拙。

需要就診的反而是爸媽

另外有個重點，也是我寫這一段的原因之一，那就是眞的需要就診、服用中藥的，常常不是那些焦慮、叛逆的青少年，而是他們的爸爸媽媽！許多父母的身體有問題，造成他們情緒不穩定或其他心理及行爲偏差，加上對兒女求好心切，導致青少年兒女的焦慮、壓力、叛逆，至少是嚴重加重了青少年兒女的成長困擾！

拿我自己做例子。我一直認爲我是一個非常開明、尊重小孩的父親，平時也和兒子打打鬧鬧，兒子和他同學也覺得這個老爸很酷。兒子熱中攀岩，爲舊金山灣區攀岩隊的一員，每年會參加許多攀岩比賽。以前我陪他去比賽時會很緊張，一方面希望他能得名，另一方面又怕他摔傷，比賽中間會抓著空檔，告訴他剛才怎麼不這樣抓、那樣跳。我覺得我是好心幫忙，兒子卻和平時很不一樣，對我非常不耐煩。這讓我很不高興，「老爸老媽開那麼遠的車帶你來比賽，你這是什麼態度！」這樣不愉快的互動，在好幾次攀岩比賽中發生，甚至延伸到日常生活裡。直到有一次，兒子受不了了，直接告訴我：「你攀岩又沒我厲害，憑什麼來告訴我該怎麼爬？你自己能爬得上那些比賽的路徑，再來跟我談！」

雖然他說話的態度很差，但我知道他說的是對的，讓我突然跳開原本的思緒，重新看待整件事情，這時我才肯承認，眞的有問題的是我。我早年從事高科技業及金融管理時，不但晚上不好好睡覺，每天喝很多杯咖啡，每次到中國大陸出差，總是茅台酒、五糧液十幾二十杯地乾杯。即使後來改行行醫，比較注重自己的生活，但原本肝臟的損傷還需要多時的調養，兒子表現出來的焦慮、壓力、叛逆，其實只是反映出我這個老爸自己的問題！從那時候開始，我更注意健康，也刻意避免在兒子攀岩比賽時太過激動，和兒子的關係又恢復到以往的打打鬧鬧。現在兒子晚上做核心肌肉運動或重量訓練時，還都會刻意要求老爸一起做，說是笑老爸變胖了，其實是又多了一些和老爸相處的時間。

中醫是很生活化的，生活上許多的行為問題，是身體健康狀態的反映。當青少年兒女有焦慮、壓力、叛逆的問題時，請做父母的各位務必先檢視自己五臟六腑的健康情況，不要急著去責備子女。更何況兒女的行為偏差，很可能是爸爸媽媽的問題，先找個合格的中醫師檢查一下自己的身體，再去探討為什麼兒女對你頂嘴、不聽話！

・第十三章・

心律不整及心房顫動

很多人都有心律不整（Cardiac Arrhythmias）的問題，而心房顫動（Atrial Fibrillation）是最常見的心律不整。我們先來講一個病例，再來討論背後的一些話題。

病例

病人，男，華人，五十五歲左右，是一家香港上市公司的總裁。以前一直很胖，兩年多前，健康檢測時發現血壓、血糖、血脂都偏高，他聽從醫生建議，決心減肥。

兩年來，他每天運動，大幅減少進食分量，很少吃牛肉、羊肉等紅肉，常常以生菜沙拉及蔬果汁作爲正餐。後來，血壓、血糖、血脂果然都下降了，人也瘦了二十公斤，看起來健康多了，自己也覺得清爽許多。然而，一個新的問題冒出來了，他常常感到胸悶、胸痛、心悸、呼吸困難；經過西醫心電圖等檢測，確診爲心房顫動、心律不整，心臟常常跳個四、五下就停一下，心率也時快時慢。這讓他很疑惑，也很擔心，在上海及香港看過很多中西醫專家，一直沒好轉。

爲什麼會出現心房顫動呢？目前西醫的解釋很模糊，只能說年紀大、高血壓、瓣膜性心臟病等的病人，是心房顫動的好發族群；然而，一半以上心房顫動的病人卻並沒有這些病症。換句話說，那些常見的「危險因子」只是有「相關性」，和心房顫動都是身體有問題的「結果」，而非根本的「原因」。很多人把「相關性」（correlation）和「因果關係」（causality）搞混了，甚至許多醫生也如此。

症狀

心房顫動或其他種類的心律不整會帶來什麼問題？除了病人抱怨的胸悶、胸痛、呼吸困難、暈眩等，醫生最關心的是血栓。心臟跳動不規律，血液流動也會變得不規律，可能導致某些部分的血液流動過慢，凝血成爲血栓。血栓可能會到處跑，容易導致不同內臟器官的栓塞，造成腦中風、腎衰竭、肝功能不正常等。一些研究報告指出，心房顫動病人發生中風的比例是一般人的四倍，這讓病人聽了很緊張。

西醫處理心房顫動的幾種方法

西醫面對心房顫動，通常有幾種處理方法。

首先，會讓病人服用「貝他受體阻斷劑」（Beta Blocker）及抗凝血藥物。貝他受體阻斷劑的功能是阻隔腎上腺素（hormone epinephrine），讓心跳較緩慢、力量較弱，相對之下心臟跳動也就「比較規律」，另外也讓血管較鬆弛、擴張，血流通過的阻力也小一些。

抗凝血藥物，顧名思義就是爲了減少血栓產生的機率。如果藥物效果不彰，或者病人生命有危急時，會考慮電擊心臟，讓心臟「重新發動」，看看是否能去除或減緩心房顫動。通常效果無法維持太久，幾個月後就可能再度心房顫動；當然，也不能電擊太多次，免得永久傷害了心臟。

另外，還有一個比較暴力的方法：既然右心房竇房結亂放電等原因導致心房顫動，乾脆把部分電流傳導途徑燒掉算了，運用射頻燒灼術來永久破壞，防止心房顫動復發。若以上方法都不適用，或者心跳過慢、心跳停止過久，導致供血不足、昏厥的情況，會考慮替病人開刀植入心律調整器（Pacemaker），靠著人工電流訊號來控制心臟的跳動。

上面洋洋灑灑列了許多西醫處理心房顫動的方法，然而，不知道讀者有沒有注意到，那些「處理」都只是在減緩心房顫動可能帶來的危險，而不是設法「治癒」心房顫動背後的原因。如果一個人走路一下快一下慢，害他常常跌倒，那我們該怎麼幫忙他？是不是該找出他爲什麼走路一下快一下慢的原因？或許一邊的腳踝受傷了，或許骨盆歪了，或許只是鞋子不合腳，總得把背後的原因搞清楚，再來討論如何讓他不要常常跌倒，大概沒有人會說，我們把他的腳打瘸好了，讓他無法走快，那他就不會走路一下快一下慢了！

聽起來很好笑，但貝他受體阻斷劑就是這個意思，阻隔正常的腎上腺素，讓心臟無法跳快、輸出功率減少，心臟跳動的能力變差了，看起來也就「跳得比較規律」。射頻燒灼術就更狠了，就好像把你一條腿切了，看你還怎麼快走！如果下一次不當電流傳導發生在心臟的另一個部位，難道還要再燒嗎？

病因探討

回頭來討論前面那個心房顫動的病例。病人兩年多前血壓、血糖、血脂都偏高，但沒有心房顫動；大幅改變生活作息後，三高沒有了，卻有了明顯的心房顫動，這樣的變化似乎違反一般的想法。然而，如果我們深入了解事情發展的順序，就不難解釋及治療病人的心房顫動。

這位病人本來過度肥胖，濕氣重。中醫認爲「脾主運化水濕」，病人的脾家必定不是太好。加上病人是上市公司的總裁，白天公務繁忙，晚上應酬不斷，肝家也一定不會太好。肝、脾兩家有問題，病人會有高血壓、高血糖及高血脂，並不意外，病人確實得注意生活飲食及適度運動——可惜，他用錯了方法。

病人爲了減肥，決心把每餐的進食量減掉一大半，並且大部分改爲生菜沙拉及蔬果汁，幾乎不吃補血的肉類。這樣的「飢餓減肥法」，加上大量的運動，進入身體的營養及熱量嚴重不足，耗去的熱量又非常多，會讓人快速瘦下來，覺得人清爽、健康多了，但這是個危險的假象。

適度食用生菜沙拉及蔬果汁，能提供身體需要的維生素，但其性質寒涼，大量食用會導致「脾胃寒濕」，消化吸收、營養運化能力大減。消化吸收已經不好了，病人又刻意避免牛肉、羊肉等補血食物，身體就更得不到補血的物質。而大量運動需要「肝血」來「潤筋」，前線耗損過多，後勤又得不到足夠的補給，「肝血」很快就會虧虛。

心臟好比汽車的引擎，「肝血」好比汽車的汽油。汽油不足、品質不好，不但引擎輸出的功率會不足，引擎還會損壞、故障。肝血不足時，心臟會開始衰弱，出現中醫所謂心陽虛、心血虛的病症；當心臟無法提供足夠的血液及能量到身體各處，就會得到身體的「反饋訊息」，要心臟「多加努力」，這是人體自救的機制。

臨床上看到，心臟剛剛開始虛弱時，跳動的速率會加快，如此可以減少對身體其他部分的影響；若情況沒有改善，心臟無法一直維持在較快的速率下跳動，開始出現心律不整的現象，會一下子跳快一些，一下子跳慢一些；若情況更加惡化，心跳不規律變得更加嚴重，出現跳幾下停一下的現象，或者心臟跳動速率大幅下降，好像引擎「縮缸」一樣；再嚴重下去，中醫脈象上會出現左右飄動、蛇行等危險徵兆，這個時候，西醫心臟超音波檢測（Echocardiogram）也可以看出嚴重的問題。

換句話說，大多數心律不整起源於「心陽虛」「心血虛」，而背後的誘因常常和這位病人類似——脾胃不好、飲食觀念不正確、不好好睡覺等——「肝血」不足了，「心陽虛」「心血虛」也就跟著來了。

藥方解析

這位病人服用中藥三週，原本胸悶、胸痛、心悸、呼吸困難的症狀消失，西醫檢測不出心房顫動的現象。我是怎麼治療的呢？

《傷寒論》中有個方劑叫「炙甘草湯」，書上寫著「傷寒，脈結代，心動悸，炙甘草湯主之」。「脈結代」的意思，簡單說就是心臟跳幾下停一下，「心動悸」也就是我們說的心悸、心律不整的感覺。

「炙甘草湯」有九味藥：炙甘草、生薑、桂枝、人參、生地黃、阿膠、麥門冬、麻子仁、大棗。我幫這位病人開的中藥方，基本上就是「炙甘草湯」的原方，只是依照他的情況，調整了一下各個藥材的劑量。

「炙甘草湯」很有意思，我常常拿來當例子，向學生解釋什麼叫作「書要順著念，也要反著念」。「炙甘草湯」重用炙甘草和生地黃，甘草炙過後有苦味，入心，加上桂枝的配合，用來強「心陽」；而生地黃補血，加上阿膠的收血、補血功能，用來補「心血」「肝血」。生薑和大棗，加上炙甘草，如同在平衡陰陽的「桂枝湯」中，是用來健脾胃的，而使用少量的人參並非爲了補氣，而是增加胃的津液。

從這樣的中藥組合反向推論，「炙甘草湯」提到的「脈結代」「心動悸」，正如前面討論的一樣，是因爲脾胃的問題，消化吸收差、營養不足，導致「肝血虛」「心血虛」「心陽虛」，而產生心律不整的症狀。

「炙甘草湯」還有另外兩味中藥：麥門冬和麻子仁。

麥門冬是「潤肺」的，治療心律不整爲什麼要潤肺？《黃帝內經》解釋中醫生理學時講到，肺津液足、肺清涼才能讓心陽下行，如果肺燥熱、津液不足，即使加強了心陽，心陽也無法下移小腸，反而逆行而上，好像汽車輪胎在泥巴裡打滑，拚命踩油門，只會讓引擎空轉，讓病人的心臟更難受。所以，「炙甘草湯」中的麥門冬提醒我們不要忘記潤肺。

那爲什麼要加「潤腸」的痲子仁呢？《黃帝內經》也提到，肺與大腸互爲表裡，肺的津液來自大腸，大腸萃取食物殘渣中的水分後上行至肺，大腸燥，肺也就很難清涼、滋潤。當然，臨床得靈活運用，如果病人便秘嚴重，單靠痲子仁無法清大腸時，可能得加大黃、芒硝等通利大腸的中藥；反過來說，如果病人已經下痢不止了，我們不僅不能去潤腸，可能還得加些中藥來止痢。

以下再討論一個熱門話題——「中西醫合併」。

中西醫合併治療？

許多病人覺得，既然中醫和西醫都說自己有效，那就一起使用，效果應該比較好，既「治標」也「治本」，更加安心。然而，中醫和西醫在一些觀點上是有衝突的，不一定能並用治療。

西醫使用貝他受體阻斷劑和抗凝血劑來處理心房顫動，爲的不是治好心房顫動，而是要減少血栓的機率。貝他受體阻斷劑和抗凝血劑，在中醫看來是「減少心陽」及「攻血」的藥物，暫時拿來應急還可以，長期服用不但心臟會變得更差，其他內臟也會跟著出問題，本末倒置，反而可能害了病人。

中醫治療時，病人堅持繼續服用貝他受體阻斷劑和抗凝血劑，等於是一邊想辦法讓心臟變強，一邊想辦法讓心臟變弱，讓身體不知所措。病人服用西醫開的貝他受體阻斷劑，心跳變慢，相對心悸減少，病人覺得治療有效；爲了「治本」，再服用中藥，心跳不規律的現象反而加重，讓病人對中醫治療產生疑問。而西醫回診時，看到心律不整的現象仍未好轉，於是加大西藥的劑量，讓病人的心臟更加衰弱。在這樣的情況下，中醫要如何幫病人「中西醫合併」來治療？

所以，如果病人不相信中醫，也就不用來找中醫治療了，不要浪費中醫師的時間及精力，也爲自己省下兩邊合併治療的麻煩和問題。在病情不那麼嚴重時，都不相信中醫了，等到心臟更加衰弱、身體其他部位出了更多問題，當然就更不相信中醫能夠治療！至於西醫擔心的血栓，中醫有許多活血化瘀的中藥，適當搭配使用，可以有效減少血栓機率；更何況趕緊把心房顫動治癒，心跳沒有不規律了，自然也就不用擔心血栓的問題。

·第十四章·

急性心絞痛

病例

病人，男，華人，五十多歲，從中國吉林省飛來美國看女兒，在飛機上胸口痛到不行。病人形容那痛從胸口直穿到背後，讓他無法呼吸，非常嚴重，三尖瓣部位也感到刺痛。他覺得好像快要不行了，趕緊服用救急的心臟病西藥，暫時穩住病情。下飛機後，仍然無法止痛，每天半夜三點左右痛得特別嚴重。

症狀

這位病人挺有意思的，他說自己以前身體很健朗，每年冬天都會參加吉林省的冬泳活動。他也坦白承認，大概是冬泳太多次，把身體搞壞了。病人身體的慢性問題很多，慢性腎炎、腎結石、高血壓、高血脂、蛋白尿等，長年服用一堆西藥，也隨身帶著心臟病急救藥物，深怕哪天出問題；另一方面，病人身體很怕冷，手腳冰冷，不流汗，即使運動也不出汗。每天晚上都得起來小便兩、三次，常做可怕的噩夢；心跳很慢，脈很細小；口氣重，大便幾乎每次都是稀的；舌頭胖大，整個舌頭白淡；眼睛瞳孔很小，對光反應很差。病人以素食爲主，幾乎不吃任何紅肉。

針灸手法

這算是半個急診病例。我先下針「公孫」「內關」「巨闕」「關元」。

「公孫」爲「衝脈會穴」，「內關」爲「陰維脈會穴」，兩個穴位在「奇經八脈」的八個「會穴」中爲一對，合下時針對「上焦」心肺的問題。「巨闕」爲心的「募穴」，強心的要穴；而心陽強了，得往下行，不能反逆而上，「關元」爲小腸的「募穴」，讓心陽下移小腸。

這幾個穴位常常用在心臟病急救，不管是心臟衰竭、心肌梗塞、心臟肥大等，多半有奇效，能讓病人情況暫時穩定下來，爭取時間做進一步的治療。

藥方解析

在這種嚴重的情況下，前一章提到的「炙甘草湯」力量不足，緩不濟急，得使用更重的中藥方。當時我開的藥方為：生附子、乾薑、炙甘草、栝蔞實、枳實、薤白、生半夏、生薑、厚朴、桂枝、人參、白朮、茯苓、杏仁、赤石脂。

生附子、乾薑、炙甘草是知名的心臟急救方劑「四逆湯」，靠生附子來大力強心陽；栝蔞實、枳實、薤白、生半夏、生薑、白朮、茯苓來去除「上焦」「心包」的寒痰、水飲；桂枝行陽，人參、杏仁補津液、潤肺，赤石脂止痢。

病人一週後回診，情況好很多，只有一天早上有點胸口不適，其他時間都很好，算是穩定住病情了。不過，病人離健康還很遠，這樣的「急診」雖然讓病人不再胸口痛、呼吸困難等，但他的身體仍有許多問題，得繼續治療。

・第十五章・

面癱

不少人在很忙碌、勞累時，半邊的臉突然垮了下來，嘴巴歪、眼睛閉不起來，面癱了。在西醫解釋上，面癱分為兩大類：一類是中樞神經受損，導致臉部肌肉歪斜、不受控制，和一般認知的「中風」比較相似；另一類是顏面神經受損，導致相似的症狀表現，醫學上稱為「Bell's palsy」。一般常看到的面癱，大多為後者。

中醫認為，一個人出現面癱的先決條件是「氣血兩虛」，有精神萎靡、睡眠品質差、容易生氣、手腳冰冷、心悸等徵兆，再由某些外界條件誘發而產生，譬如寒冷的風直吹臉部、情緒突然受到刺激等。

病例及症狀

病人，女，華人，年紀不到四十，長得很清秀。不知道為什麼，臉部突然垮了，整張臉歪到右邊，左眼無法閉合，一直又流眼淚又眼皮跳動；嘴歪到無法閉緊，閉上嘴巴時，總有一個漏洞。病人第一次來診所就診時，已經面癱一週多，之前在家附近找了中醫師下針治療，效果不彰。年紀輕輕就臉歪了，還看不到治療效果，病人非常難過，淚眼汪汪，希望我們能治好她。

當時正好是夏天最熱的日子，我問病人，是不是最近大熱天開車時，把冷氣開得很強，直接吹在一邊臉上？果然病人說是。這正是誘發面癱很常見的一個原因。

夏季酷熱，車內溫度很高，人們剛坐進車裡時相當熱，全身毛細孔打開發汗，而車上的冷氣又無法馬上讓車內高溫下降，人們急著想舒服一些，把冷氣開到最大，對準臉部集中吹送，寒氣就趁著毛細孔全開時直入臉部肌肉血脈；加上本來氣血不佳，處於亞健康的狀態，結果就面癱了！

一般而言，面癱並不難治，甚至有些病例不治療也會自己慢慢變好。當然，很少人願意賭一把而選擇不馬上治療，等著看會不會自行復原。很可惜，很多人不知道中醫可以快速有效治療面癱，有些中醫師也沒有使用對的方法治療，反而延誤了病情。

針灸手法

治療面癱，以針藥並施來加強效果。針灸的重點，除了選擇適合的穴位，左右側的選擇也是關鍵。一般而言，先下臉部看起來正常的那側，不要急著下看起來歪的那側；針灸幾次後，等臉部歪斜修正回來大半了，再下看起來歪的那一側，最後下臉部正中的穴位來「固定」。

這位病人，一開始下的針灸穴位爲右側的「合谷」、左側的「太陽透牽谷」及「地倉透頰車」、兩側的「血海」、兩側的「陽陵泉透陰陵泉」。

針灸有句話叫「面口合谷收」，「合谷」可以收斂眼、嘴、臉的鬆弛，也有臉部麻醉的作用。先下手背上的「合谷」，可以減少病人臉部下針的痛感，左臉用右側的「合谷」，右臉用左側的「合谷」。

病人左側臉部看起來正常，所以我們先下左臉。一根長針從左側的「太陽穴」進入，沿著臉皮下方，針平躺著往髮際方向推，一直透到左側的「牽谷穴」；另一根長針從左側的「地倉穴」透到左側的「頰車穴」。

「太陽透牽谷」和「地倉透頰車」是治療臉部問題很好的組合，無論是臉歪口斜、三叉神經痛、咬合不全等，都挺好用的。膝蓋上方內側的「血海穴」，有活血化瘀、行血的作用。而中醫認爲「筋會陽陵」，治療面癱時也得治療筋，一根長針從「陽陵泉」透到對面利水的大穴「陰陵泉」，透針①的效果遠大於只下「陽陵泉」。

藥方解析

中藥方面，以「葛根湯」爲主，意在發表陽並引水上頭部，加上一些活血化瘀及祛痰的中藥：葛根、麻黃、桂枝、白芍、生薑、紅棗、炙甘草、丹皮、紅花、川芎、生半夏、防風、荊芥。

兩天後回診，看得出來病人臉部有些回正了，我們便使用同樣的針法，也維持一樣的藥方。五天後回診，臉好了很多，眼睛不流淚了，左眼跳動感只剩下一些，嘴巴仍有一點點漏氣，但不流口水。這次除了之前的穴位組合，爲對應臉部看起來歪斜的右側，增加左側的「合谷」、右側的「太陽透率谷」及「地倉透頰車」。中藥部分依然維持前方。

兩天後回診，維持上次治療的方法；再一週後回診，病人臉完全正了，嘴巴好了，眼

①在針刺入某一穴位後，斜刺或直刺將針尖刺抵相鄰近的穴位或經脈部位。因為是用一針同時穿透兩個以上的經脈或穴位，所以又稱「透經」或「透穴」。

睛也沒問題了，看不出來有面癱過，便停止服用中藥。爲了安全起見，我要病人再來下針兩次，最後再下臉部正中間的「人中」及「承漿」來收尾「固定」。

復原後應好好照顧身體，防止復發

病人臉部完全恢復後，非常高興。不過，我提醒她，這三週左右的治療，只解決了她面癱的病症，並沒有解決她「氣血兩虛」的根本問題，如果她不想繼續服用中藥方劑來解決，得自己多注意生活飲食、適當運動、好好睡覺等，不然以後可能會再度面癱。

當時，病人口口聲聲說一定會注意。很可惜，很多人只有在生病時，才會後悔沒好好照顧自己的身體。一年多後，病人全家去滑雪，她「氣血兩虛」的身體承受不了滑雪山坡上的風雪，再度面癱。

這次病人眞的害怕了，馬上來診所就診，也乖乖地每兩天來針灸一次，進展比上次快，面癱兩週左右就好了，我改給病人補氣血的中藥，讓她服用一個月。好幾年過去了，病人還沒有發生第三次面癱。

·第十六章·

中風

很多年紀稍長的人都害怕中風，報章雜誌也不斷有某些名人中風的報導，讓人覺得像個定時炸彈一樣，不知道哪一天就中風了。一般民衆常常把高血壓聯想爲中風，以爲血壓過高，哪天頭腦裡的血管突然爆破，就中風了。因爲如此，許多高血壓患者長期服用高血壓藥，以爲把血壓壓下來，就不會中風。

現代醫學研究顯示，「高血壓、高血糖、高血脂」這所謂的三高，並不會直接導致腦中風，而是有可能造成動脈硬化，逐漸導致血管內壁增厚及形成硬化斑塊，讓血管通道狹小或斑塊剝落，而造成血管阻塞，形成腦中風。這就是爲什麼西醫要求高風險的病患要長期服用抗凝血劑，減少血管阻塞的可能。

然而，中風大致分爲兩類：一類是「缺血性腦中風」，也就是腦內的血管被血栓或其他物質給堵住了，部分腦部組織無法得到足夠的血液，導致細胞缺氧而壞死；另一類是「出血性腦中風」，也就是腦內的血管破裂了，血液擴散出來，壓迫腦部組織，造成損傷。長期服用抗凝血劑，或許減少了缺血性腦中風的機率，卻大幅提高了出血性腦中風的危險程度。

病例及症狀

我認識一位修車廠老闆，七十歲左右，幼時從香港移民來美。本來是高科技人，在矽谷高科技蓬勃發展下賺了不少錢，如同許多男士的夢想，買了一輛法拉利來享受超跑的快感。沒多久，他覺得法拉利常常需要維修，剛好他對車子也很有興趣，便想何不自己開一家修車廠？於是他從高科技業提早退休，改經營一家小型的修車廠，這一改變，就讓他轉業了二十多年。我在朋友推薦下到他的車廠維修車子，逐漸和他成爲了忘年的朋友。

有一次修車時，他和我聊到他有時候心臟會沒來由地跳到每分鐘一百五、六十下，休息個一分鐘左右就會自己好，西醫診斷爲心房顫動。心臟跳動不正常，可能會造成血栓，加上他有高血壓的歷史，醫生堅持要他長期服用抗凝血劑。

我告訴他這是一種補償作用，「心陽虛」「心血虛」導致心臟的輸出功率不夠，身體其他部位供血不足，自我反饋，希望心臟能多加努力來供應足夠的能量和養分。我解釋中醫認爲心爲「君主之官」，十分重要，但他的心臟並不難治，也有很多治療成功的病例。

這位老闆其實挺相信中醫的，就是覺得每天照顧修車廠就忙得筋疲力盡，回家還得煮中藥，實在太麻煩了。於是，試著服用中藥一週後，就一拖再拖，告訴我已經計畫那年年底退休，把修車廠賣了以後，會乖乖地回來就診及服用中藥。

當時離年底還有將近半年，有天他突然身體一邊無力，協調不佳，猜到可能中風了，趕緊去西醫院看急症。磁振造影檢查（ＭＲＩ）後，證實有個小小的血塊在腦內，十分輕微，沒進行什麼治療，幾天後就自行復原了。

服用抗凝血劑的問題

這時候問題來了，心臟科醫生仍然堅持要病人繼續服用抗凝血劑，腦科醫生卻大力反對，認爲抗凝血劑會讓病人無法正常凝血，下次腦內血管再破裂，運氣可能就沒那麼好了，很可能造成大規模的溢血，十分危險。心臟科醫生和腦科醫生吵得不可開交，最後只好告訴他：不服用抗凝血劑，可能產生血栓，導致心血管堵塞；服用抗凝血劑，可能在腦血管破裂時，導致嚴重的腦部損傷——兩位專科醫生竟要他自己選擇！

那個時候，這位修車廠老闆不好意思告訴我，他決定聽從心臟科醫生的指示，繼續服用抗凝血劑，直到兩、三個月後我又到修車廠維修另一輛車子時，他才後悔地告訴我，他早該聽我的話，好好用中醫的方法治療，現在會盡快找時間來診所就診。

沒想到我們見面不到一週後，我的車子都還沒拿回來，他又中風了！

病人無所適從，再度中風，卻已回天乏術

起初症狀很輕微，那天他很忙，到了下午覺得比平時累許多，腳無力，身體就是覺得不對勁。有了上次中風的經驗，這次他知道也是中風，趕緊在太太陪同下前往醫院，在途中還打電話給我，告訴我車子的維修會耽誤幾天，也再次告訴我他非得來找我看診了。

那是我最後一次和他說話。幾天後，修車廠老闆的家人告訴我，發生中風的那天晚上，他的病情急轉直下，血液擴散到整個左腦，陷入昏迷狀態，西醫束手無策，只能勉強維持他的生命，認爲就算他沒有因此死亡，也會成爲植物人。

他這樣昏迷了一個月後走了，而這也不是我看到不同專科醫生持完全相反意見而讓病人無所適從的唯一病例。這種情況經常發生，突顯了西醫學分科下，各個醫生只關注自己的領域、見樹不見林的大問題。

和面癱一樣，中醫認爲中風的前提是「氣血兩虛」，也就是「痹症」的先決條件。在預防上，除了改善「氣血兩虛」的情況，也得針對已經表現出來的徵兆來治療，譬如高血

壓、胸悶心悸、心律不整、心房顫動、手腳發麻、手腳冰冷、龜裂等。在治療上，多半以活血化瘀、行氣利水、引清陽上行、去痰飲等爲主，依照病人的實際情況來加減應用，這裡就不一一詳述了。

・第十七章・

高血壓

提到高血壓，得先花點時間討論一個觀念。高血壓不是一種「病」，而是人體表現出來的一個「症狀」，它本身不是人體出問題的源頭。

目前西醫學認爲，九〇・九五％的高血壓爲「原發性」，意思是不知道眞正的病因，只能從各種可能誘發的因素來旁敲側擊，譬如體重過重、壓力過大、酗酒、不運動、食物過鹹等；只有不到一〇％的高血壓是「繼發性」，由內分泌失調、腎臟問題、先天性心血管缺陷、藥物副作用等可以找到的原因所引起的。不知道問題的源頭，而只是使用西藥或中藥來壓低血壓，不僅僅無法解決問題，往往造成更多的傷害。

在問題的根源上治療，而非硬將血壓降下

我們可以用都市供水來做個比喻。都市供水站利用水壓把水配送到都市裡各個家庭用

戶，水壓及管線已設計好提供每戶適當的水量。有一天，也許是某個地方的水管破了，也許是某戶人家毫不節制地浪費用水，供水站供應的水量不敷使用，離供水站最遠的幾戶水量大幅下降，無法正常過日子，這幾戶人家急著向供水站求救。

供水站的工程師找不出哪裡出了問題，只好暫時加高供水站的水壓，讓水能夠到達沒水用的那幾戶人家。一陣子以後，都市督察人員來檢查供水站，發現供水站的輸出水壓過高，擔心某些地方的水管會承受不了壓力，也沒和供水站工程師討論為何之前把水壓設定調高，只顧著急急忙忙地把緊急排水閥打開來降低水壓；緊急排水閥打開後，供水站的輸出水壓降低了，督察人員很高興，寫了份報告交差了事後就換到下一個都市去檢查。結果呢？不但離供水站最遠的那幾戶根本沒有水可用，其他用戶很多也開始缺水了；更糟的是緊急排水閥排出的水無處可宣洩，造成淹水，給居民帶來更多的問題。

這個比喻聽起來很誇張，卻是高血壓治療中天天上演的真實事件。九〇％以上的高血壓是不知道真正病因的原發性高血壓，而在不知道原因的情況下，直接使用大量的抗凝血劑，或者用其他生化方法硬把血壓降下，無異於上述的比喻，其對人體長期的負面影響可想而知。

那麼，中醫如何治療高血壓呢？中醫強調「辨證論治」，「證」代表病人的綜合表現，不是單一的症狀，更不是一個檢驗數據或西醫的病名；換句話說，中醫不直接治療高血壓這個單一症狀。但血壓不會無緣無故增高，高血壓病人也不會只有血壓高而沒有其他的問題。中醫針對病人各方面的徵兆，循線找出問題的根源：或許是肝腎的問題，或許是臟腑合作上的問題，或許是更深一層的問題——在問題的根源上做治療，血壓自然會下降，這也就是中醫「辨證論治」的治療原則。

病例

在此舉一個比較特別的病例。病人，女，俄羅斯白人，五十歲左右，是位數學老師，血壓一般在220/120 mmHg上下，緊張時收縮壓飆高到260 mmHg。服用降血壓西藥效果不彰，血壓只會偶爾下降一些，大多時間仍然維持原狀。病人異常肥胖，體重一四〇公斤，對自己的體態感到異常抑鬱，全身都覺得不對勁。

症狀

病人自述，多年前因爲子宮病變而切除子宮，造成大量出血，那次手術意外後才出現高血壓的現象。病人雖然胖，卻不想吃東西，胃部總覺得脹；手腳冰冷，常常覺得上半身熱、下半身冷，有時舌頭腫脹到難受；白天不易流汗，半夜卻盜汗；每天大便三、四次，有時成形，有時鬆散，排便會有不盡感；排尿量少，但次數頻繁，排尿時不舒服；近三個月來感到口渴，較喜歡喝熱飲；大部分日子，半夜兩、三點會醒來。西醫檢查有膽結石及脂肪肝；另外，病人也告訴我，以前有嚴重的感情創傷，對她人生有很大的影響。

前一段的陳述好像十分雜亂，稍微研究過中醫的讀者卻可能會心一笑，診斷的蛛絲馬跡就藏在這些零零散散的資訊裡，我們還沒有特意解釋病人的脈診、舌診、眼診、臉色、語調、氣味等更多望聞問切的細節呢！

這位病人一開始不願意服用水藥，只願意服用少量的科學中藥粉劑，以平肝、補血活血、去濕等為基本方向。病人就診斷斷續續，中間還回到俄羅斯住了九個月。這樣有時服用、有時不服用科學中藥粉劑的情況下，病人把高血壓西藥停了，血壓維持在160/110 mmHg左右，雖然仍差，但比就診之前好一些。

藥方解析

病人從俄羅斯返回美國一個月後，總算願意服用水藥。根據病人之前服用不同科學中藥粉劑的反應，我幫她開水藥方：柴胡、玉金、黃芩、龍骨、牡蠣、當歸、生地、丹皮、桃仁、川芎、懷牛膝、白朮、茯苓、陳皮、半夏、酸棗仁、知母、炙甘草。

病人血壓在兩、三週內下降到140／100 mmHg左右，可以正常教書了。但她仍然有許多生理及心理的問題，血壓也還有進步的空間，需要繼續治療，不然隔不了一年，血壓還是會再度上升，在此就不繼續討論「下半場」的治療。

去醫存藥的謬論

提到高血壓，我們就借題發揮，多說兩句。現在很多中醫都受到西醫的病名影響，甚至中醫大學及研究所亦以西醫的方式來思考，把高血壓解釋成五、六種中醫病理，分爲「肝陽上抗型」「腎虛型」等幾型的高血壓，每一型高血壓對應一個固定的中藥處方。

這樣的分法，原本只是方便學習與討論，現在卻成爲中醫治療高血壓的「指導原則」，很多中醫師落入選一型處方給高血壓病人服用，這型處方沒效，代表判斷錯型了，便換另一型高血壓的固定中藥處方再試試；當這五、六種類型高血壓的固定中藥處方都無效時，中醫師也就束手無策。這樣的做法，並不是正統中醫的「辨證論治」，而如此的「類型」思維，卻引發了所謂的「去醫存藥」的謬論，這其實是對中醫很大的誤解。

・第十八章・哮喘

內不治喘、外不治癬？

哮喘是個特別的病症，目前西醫沒有根治的方法，大多數病人以減少接觸過敏原及使用噴霧劑為主，勉強控制哮喘症狀。

中醫有句話「內不治喘、外不治癬」，代表哮喘很難醫治。然而，這個認知是錯誤的，哮喘並不難治癒，而是現在很多中醫師不知道如何使用麻黃等中藥材，甚至視麻黃、桂枝等爲峻藥，連《傷寒雜病論》裡面最基本的「葛根湯」「麻黃湯」「小青龍湯」「大青龍湯」等方劑都不會運用，難怪現代的中醫被很多人認爲只能調養身體，不能治病。

麻黃是「有問題」的中藥材？

麻黃（Ephedra Sinica）這味中藥材，含有麻黃鹼（Ephedrine），有興奮的作用，很早就被很多運動比賽禁用，認爲會導致比賽不公平。一九九〇年代，麻黃被一些西藥廠提煉爲減肥藥，其中部分產品爲了減肥速效而濫用劑量，有人過量服用造成嚴重心悸，更有人因而死亡，因此引起美國食品藥物管理局的注意。另一方面，更有不肖人士提煉麻黃，製成「冰毒」甲基安非他命（Methamphetamine），在毒品市場大量銷售，導致美國聯邦政府及各州政府的嚴重關切。二〇〇一年，美國發生九一一恐怖攻擊事件後，對恐怖組織活動風聲鶴唳，提煉麻黃製作冰毒的方法，被認爲可能成爲恐怖組織籌措經費的工具之一，因而在「愛國者法案」（PATRIOT Act）的修正案中，正式將麻黃列爲聯邦政府管制藥物。

這樣聽起來，麻黃是個「有問題」的中藥材？其實，正好相反。聯邦法案嚴格管制麻黃，卻也正式建立了兩個合法使用麻黃的路徑，一個是持有麻黃使用執照的西藥廠，另一個就是中醫師！美國食品藥物管理局做了很多麻黃的研究及考察，認可麻黃在中醫治療肺家問題上的實質效用，也認可專業的中醫師不會在非中醫治療上濫用麻黃，因而在美國聯邦政府制定麻黃管制法案時，食品藥物管理局特意出面認可中醫師使用麻黃，讓聯邦法案將中醫師視爲如同持有麻黃使用執照的西藥廠一樣，不受到管制。

當然，這中間有許多曲折的故事，才能讓食品藥物管理局充分認識麻黃在中醫臨床治療上的用處。倪海廈老師當時以佛羅里達州政府中醫管理委員會副主席的身分，也被邀請作證，稱述表達麻黃的臨床用途，爲中醫在美國發展建立更好的基礎。至於各州州法層面，目前只有加州、紐約州、伊利諾州三州有法規提及麻黃，加州和紐約州明文規定中醫師可以使用麻黃，伊利諾州則在管制減肥藥時，把所有人都摒除了，在法規沒有更新前，是美國唯一不准中醫師使用麻黃的一州。

言歸正傳，回來談哮喘。臨床上我治癒過很多哮喘病人，舉個例子來討論。

病例及症狀

病人，女，日本人，四十六歲，兩年前的秋冬開始劇烈咳嗽，咳到肋骨斷裂。也許有些讀者會問，怎麼咳得那麼誇張？其實當病人咳得很嚴重時，胸部肌肉會緊縮，加上病人原本骨頭不夠強壯，眞的會咳斷肋骨。

病人看了好幾位專科醫生，都說這是一種很特殊的哮喘，無法治癒，只給病人開了兩種噴霧劑。第一種是每天都要噴，第二種是咳嗽很嚴重時用的更強效噴霧劑，但專科醫生警告她，強效噴霧劑有許多副作用，能不用就不用。

藥方解析

病人在朋友推薦下來就診，我仔細望聞問切，探求其中的問題所在。有意思的是，雖然病人症狀很嚴重，專科醫生也認爲是一種很特殊的哮喘，但從中醫的角度看，我並不覺得她的病情有那麼嚴重，只是肺寒，還未化熱，加上依照我看過很多不同人種病人的經驗，許多日本人對中藥的反應很快，所以我只幫病人開了很輕劑量的「小青龍湯」。另外，因爲她咳了很久，必定傷到元氣，肺的津液也不夠，因此我在中藥方裡多加了潤肺、補肺氣的杏仁、麥門冬、人參。

結果超出我的預期，病人只服了一天的中藥水劑，咳嗽就降到使用噴霧劑時咳嗽程度的五％左右。於是，病人直接停止使用噴霧劑，接著咳嗽稍有反彈，回到了使用噴霧劑時的二〇％左右。接下來幾天，咳嗽一天比一天少；一週的中藥還未服完，病人就回來複診，對自己的康復情況已經非常滿意。不過，她因爲工作緣故，馬上得搬到新加坡定居一、兩年，她希望我能把中藥水劑改成科學中藥粉劑，讓她帶到新加坡繼續服用，徹底治好哮喘。後來病人回報，幾乎沒有任何肺家的問題，偶爾感冒時才會有一般感冒的咳嗽，不再像以前那樣劇烈咳嗽了，當然也沒再使用過專科醫生開的噴霧劑了。

病例及症狀

另一個哮喘病例是一位中年華人女士，到中國大陸探親時得了肺炎，當地醫院讓她住院十天，使用大劑量的抗生素來壓制。肺炎是好了，但回到美國後開始出現哮喘及胸部疼痛的現象，因而到美國的西醫院就診，不但證實了有哮喘，X光檢查肺部影像還冒出了一個陰影的點，讓醫生有點擔心，要求病人做活體組織切片檢查（biopsy）。

這種情況經常見到，使用了大劑量的抗生素來壓制肺炎，表面上好像把肺炎治好了，然而在中醫的角度看來，反而讓肺寒及痰飲更往深處走，雖然不一定會立即轉變成哮喘，也埋下肺家的一個潛在問題，以後感冒會更容易演變成嚴重的病變。

這位病人服用中藥一週後，胸部疼痛大幅減少，未再出現哮喘症狀。病人爲了安心，立即回去西醫院做X光複檢，影像也顯示陰影減小，這讓病人及她的西醫放心許多，也就沒有做活體組織切片檢查。病人繼續服用中藥兩週後停藥，肺家恢復正常。

·第十九章·

急性肺炎

在第一部討論新冠肺炎疫情的章節，我已經大致解釋了中醫治療肺炎的思維。當然，醫理歸醫理，臨床治療時有很多變因，往往讓病情複雜化。

病例

這位病人是通許縣人民醫院一開始收治的新冠肺炎確診病人之一，主任醫師們依照之前的討論及成功病例的經驗，給予病人「大青龍湯」「射干麻黃湯」「澤漆湯」「茯苓四逆湯」等不同的加減組合。可是，和之前的病例不一樣，病人燒退幾個小時後，又開始發燒，反反覆覆數次；嘗試了一些不同的治療方法，還是無法逆轉病情發展。幾天後，肺部CT影像惡化，出現危急的現象，主任醫師們緊急聯絡我，請我設法直接幫病人看診。

那時，通許縣人民醫院已設立隔離病房區，所有醫療人員進入都得穿戴全副防護裝備，物件進出也須嚴格消毒，臨時還找不到適合的視訊設備供遠程看診，最後只好克難地拿幾個透明塑膠袋子，把醫生個人的手機包了三、四層，帶入隔離病房，用微信視訊通話功能讓我得以直接問病人問題。雖然「望聞問切」只剩下「問診」，還是比主任醫師們轉述病情來得直接許多。

症狀

經過視訊看診，我認爲有幾個癥結，導致治療的膠著。這位病人體格肨大，得到肺炎後，心肺功能更加衰弱，肺津液不足。同時，中醫認爲吸氣不僅僅是空氣進入肺部，肺氣更需要下行到腎，而這位病人「中下焦」寒濕嚴重，阻隔肺氣下行，也讓腎無法順利納氣。因此，除了原本使用「大青龍湯」「射干麻黃湯」等方劑，還得一併處理這些問題，病情才得以改善。

藥方解析

於是，我開了以下藥方：射干、麻黃、紫菀、款冬花、生半夏、生薑、細辛、葶藶子、炮附子、石膏、知母、炙甘草、炙黃耆、黨參、麥門冬、紅棗。

這個藥方，比病人之前服用的藥方輕許多。也就是說，即使病情複雜，也不代表需要使用更強的中藥，譬如用甘遂等重藥來退肺積水；高燒不退，也不表示得使用更大劑量的石膏等，而是得多考慮一些細節。

這個藥方中除了「射干麻黃湯加石膏」外，還有幾個重點：第一，爲了減少病人「中下焦」寒濕，加了炮附子，配合原本有的麻黃和細辛，爲典型「麻黃附子細辛湯」的用意；第二，爲了強肺氣，加了黃耆和黨參，不過，既然病人心臟也弱，把黃耆改成炙黃耆，炙過的黃耆有苦味，入心，兼顧心肺，而不再加入生附子等重藥來強心；第三，加入麥門冬來增加肺的津液，麥門冬和石膏的用處是不一樣的；第四，沒有選用「澤漆湯」內的大戟，而是用葶藶子，因爲大戟較偏向去肺部四周的積液，葶藶子較偏向去肺部下方的膿痰，比較對應這位病人的咳嗽聲及其他症狀。

主任醫師們依照這個藥方，再看病人當天狀況稍微加減，病人很快退燒，沒有再發燒，肺部ＣＴ影像也顯現爲好轉。病人進步的速度超出我們的預期，不到一週就達到申請治癒病毒基因檢測的標準，通過兩次病毒基因檢測爲陰性，很快得到當地政府獲准痊癒出院。

病例

臺灣這次對抗疫情的表現非常好，沒有大量的住院病例，臺灣讀者可能比較難想像疫情嚴重地區的情況，不了解爲什麼美國社會大衆會那麼害怕。

我有一位病人，四十多歲的白人女士，就住在舊金山灣區。病人自述本來好好的，開車到超市買食物，買完後推著購物車往停車位置走，突然覺得呼吸困難，身體無力，幾乎要倒在地上。她認知到情況嚴重，馬上去舊金山灣區的凱薩大型西醫院（Kaiser Permanente）就診。醫生檢查後告訴她，依照各種症狀判斷，幾乎可以確定她感染了新冠肺炎，但整個凱薩醫療系統沒有足夠的病毒基因檢測盒，無法幫她檢測，只能給她一些退燒藥、抗生素，要她回家自我隔離。這樣的情況，到處都在發生，充分表現出美國醫院面對新冠肺炎是多麼地無力，也導致美國大衆非常害怕。

症狀

病人無奈地回家後，全身無力，整天躺在床上，鼻腔被大量鼻涕、痰飲完全阻塞住，不斷咳嗽，胸口非常緊，呼吸困難，身體多處強烈刺痛，病人用「going through the hell」

（走進地獄）來形容。在診所一位舊病人的大力推薦下，她毫不猶豫地聯絡診所視訊就診。以我的經驗來看，她的狀況明顯和美國季節性流感不同，確實很可能是得了新冠肺炎。我依照病人的症狀開方，方向如前面討論的，以「射干麻黃湯」「大青龍湯」等加減爲主。

新冠肺炎患者服用中藥後痊癒

這位病人服用中藥一天後回報症狀開始緩解，咳嗽明顯減少，呼吸比較順暢，身體刺痛減少，讓她立即覺得中藥有效。不過，病人說服用中藥後，有一種像喝了太多咖啡的興奮感。她平時就對咖啡因很敏感，問我中藥裡是不是有咖啡因。我跟她解釋，應該是中藥方中的麻黃造成的，要她先改成每次服用半碗，暫時減少身體對麻黃的反應，等一、兩天後再看情況調整。

過了兩天，病人再次回報中藥量減到半碗後，不到一天，病情馬上惡化。她說她不想死，管不了什麼像咖啡因過多的興奮感，毅然決然恢復到每次服用一碗，病情又再度好轉。

自從視訊就診後，病人服用中藥不到一週便告知她沒事了，所有症狀幾乎都消失，精神好得很，只有偶爾喉嚨有點癢癢的，但完全不礙事。她說不會回凱薩醫院就診，那些醫生根本幫不了忙，也表示經過這次生病的經驗，她深刻了解爲什麼她的朋友每次有健康問題都立即看中醫。她相當感謝友人的大力推薦，不然她現在很可能已經躺在重症病房裡了。

・第二十章・

異位性皮膚炎及牛皮癬

之前提到中醫有句話「內不治喘、外不治癬」，那本章就來討論一些「癬」吧。

確實，異位性皮膚炎和牛皮癬都是很令人頭大的問題，一般認爲是免疫系統疾病，也就是說只能壓制症狀，無法眞的根治。皮膚科醫生一般會使用類固醇藥膏來治療，往往一開始使用還挺有效的，可是一旦停藥，很快就又復發，且常常比之前更嚴重。而長期使用類固醇藥膏，身體會吸收類固醇成分，導致許多副作用；即使皮膚科醫生常常告訴病人不用擔心副作用，但其實很多長期塗抹類固醇藥膏的病人都能告訴你一堆問題。

中醫治療異位性皮膚炎和牛皮癬也不輕鬆，特別是嚴重的牛皮癬，治療時病情經常起起伏伏，一眨眼就會拖上好幾個月，醫生及病人都得有點耐心，不能半途而廢，不然就可惜了中醫治癒牛皮癬的機會。

發與養

中醫治療異位性皮膚炎和牛皮癬，得花一些心思，一般情況下有兩個大方向：一個是「發」，另一個是「養」。

「發」是指先把異位性皮膚炎和牛皮癬「發盡」，讓皮下不好的髒東西先排掉，也就是中醫所謂的去濕，然後才能把皮疹、皮癬消去；換句話說，在剛開始治療的幾週，病人的異位性皮膚炎或牛皮癬可能會先變得更嚴重，等到「越過一個山頭」，白皮屑下方的皮膚顏色慢慢由紅轉為正常，才會感覺到病情轉好。這考驗病人對醫生的信心，以及病人對抗皮疹、皮癬的毅力。

「發」這個方向，對一些愛美的女士而言有點辛苦，畢竟如果「發」在臉上，對病人是很大的心理負擔。

另一個方向是「養」。異位性皮膚炎和牛皮癬除了和皮下的濕有關，大多數也和肝解毒功能不好有關，在小孩子的異位性皮膚炎上更是明顯。現在的小孩施打疫苗的種類越來越多，不少孩子在施打後會有皮膚紅、腫、癢的反應，通常幾週內會自行消掉。然而，疫苗的製造及施打劑量只是基於統計學，每個孩子的狀況不同，內臟生長的情形也不一樣，卻得按照年齡來施打同樣劑量的疫苗，因此有些孩子無法負荷疫苗的毒素，第一個受傷的器官就是肝臟。肝臟負責解毒，因而導致異位性皮膚炎或各種過敏。

「養」是從清肝、補肝血著手，提升肝的功能，進而逐漸改善異位性皮膚炎和牛皮癬。這樣的治療方向較緩和，對輕微的異位性皮膚炎或牛皮癬是個不錯的選擇，但對嚴重的病情卻往往緩不濟急，病人皮膚這邊好一點，那邊又因爲難受而抓爛了，疹塊也越抓越多。

病例及症狀

病人，女，華人，三十歲左右。臉上長滿異位性皮膚炎，暗紅色疹塊幾乎蓋住整張臉，癢到無法忍著不去抓，又有很多灰褐色的皮屑，手腳也有皮疹，但沒有臉部嚴重。異位性皮膚炎非常困擾病人，她還未婚，臉上都是皮疹，讓她不敢去認識對象及試著交往。

藥方解析

診療的這段期間，正好是美國新冠肺炎大爆發之際，大部分公司都讓員工在家工作，不需要面對面見到同事。病人和我商量，是不是利用這個機會，好好把皮疹發出來。

我有些猶豫，如果年輕女孩臉上的皮疹發得太嚴重，忍不住用力抓，說不定會留下疤痕，破壞了容顏。不過，病人覺得臉上皮疹都已經這麼嚴重了，再不改善，和臉上都是疤痕也沒有差別了。好吧，那就來發疹治療吧，我開的中藥方爲：麻黄、杏仁、薏仁、炙甘草、蛇蛻、蟬蛻、百合、生地、當歸、川芎、白芍、黃耆、桂枝、葛根、石膏、知母、柴胡、人參。

麻黄、杏仁、薏仁、炙甘草四味藥爲知名的「麻杏薏甘湯」，解表除濕，宣利肺氣，爲此處發疹的主力。蛇蛻和蟬蛻清表，百合、生地、當歸、川芎、白芍補血，黃耆和桂枝行氣，葛根引藥上行，石膏和知母去熱，柴胡清肝，也引藥入三焦。而人參在這裡是益氣生津、補津液，如同「白虎加人參湯」使用人參的意味。

整張臉彷彿重生，一點疤痕也沒有

病人剛開始服用中藥時，果然臉上的異位性皮膚炎看起來更嚴重了，最明顯的改變是多了很多灰色的皮屑，病人忍不住把皮屑「磨」下來，又會再出現更多皮屑，好像永遠都去不乾淨。一週過一週，病人臉上的異位性皮膚炎似乎沒打算好轉，但病人鐵了心，這次一定要戰勝病魔，我也很感謝她的信任及毅力。

四週快過了，病人的異位性皮膚炎總算開始退了，臉上的皮屑大幅消失，本來躲在皮屑後的暗紅色疹塊變成了細嫩的皮膚。而這一開始好轉，速度比我們期待的還快，不到十天，病人整張臉好像重生一般，除了脖子還有零星的紅疹，臉上幾乎看不出來有異位性皮膚炎，連疤痕都沒有。病人非常高興，說這是多年來最好的情況，我開玩笑說，她現在可以找對象結婚了，她笑著回答那就是她急於康復的原因！

當然，也不是每個病例都得「用力發盡」。如前面提到的，許多皮疹病例，我們會改爲用「養」的方式，逐漸改善；也有些病例是先「發」一陣子，雖然還未見好轉，但爲了不讓皮疹太嚴重，就改爲「養」，這樣還是比只用「養」的方式快一些。

病例

病人，男，華人，六十多歲，全身上下有多處牛皮癬，自述已經長達二十年，試過許多西醫、中醫及網路流傳的偏方皆沒有進展，在朋友推薦下，想來診所試一試。

病人聽了我的解釋，很勇敢地說，討厭的牛皮癬都已經二十年了，要發就發，沒什麼好怕的。於是，我也沒有刻意減低藥量，讓病人「勇敢地發」，他的牛皮癬也真的一週比一週發得更多。

由發改為養，全身的牛皮癬幾乎退盡

皮癬發了四週，還看不到「發盡」的感覺，病人自己不介意，希望繼續「發」下去，我卻替病人感到辛苦，決定改爲用「養」的方式補他的肝，再搭配滋潤皮膚的中藥。

病人的牛皮癬果然開始退，進步的速度比我原先預期的還好。從「發」改爲「養」的四週後，病人上半身的牛皮癬已經退得差不多了，幾乎看不出來有皮癬；下半身的牛皮癬也退了不少，但沒有上半身那麼快。於是我在原本的中藥方中多加了一些引藥下行的中藥材，讓藥效偏重於下半身；再四週之後，全身的牛皮癬幾乎都退盡了。

·第二十一章·

帶狀疱疹

說到帶狀疱疹，年長一些的人都很害怕。以西醫的說法而言，帶狀疱疹是病毒引起的，一旦感染，終身都無法去除。身體狀況好時，病毒躲在脊髓神經裡；身體狀況不好時，就跑出來發病，讓病人起難受的皮疹、水泡，非常疼痛。

一些西藥廠大力宣傳帶狀疱疹疫苗，鼓吹五十歲以上的人都該注射。然而，這些西藥廠往往沒告訴大眾，帶狀疱疹疫苗大概只能減少不到一半的得病機率；如果體內已經有帶狀疱疹病毒，帶狀疱疹疫苗最多只能減緩發病時的疼痛。另外，醫生要年長病人施打帶狀疱疹疫苗時，也很少解釋可能的副作用，讓許多人打了以後才後悔。

病例及症狀

病人，女，華人，六十多歲。右半邊臉長滿帶狀疱疹，右臉幾乎全被暗紅紫色的疹給蓋住，同時有很多個一、兩公分的黃水泡，有些已經潰爛流膿，她感覺好像有東西在臉上跑來跑去，十分難受。病人說是有生以來第一次得到帶狀疱疹，以前從來沒有過，這次突然冒出來，一個星期不到，就變得如此嚴重。病人三年前得過淋巴癌，經過八次化療。

針灸手法

怎麼治療呢？我先在「委中」及「曲池」放血，中醫認爲在這兩個穴位放血有解毒的效果。接下來下針「曲池」「合谷」「血海」「三陰交」「築賓」，這些穴位可以行氣血、補血活血、清熱解毒。

藥方解析

中藥方面以清肝解毒、清表等爲主，這個病人服用的藥方爲：荊芥、防風、柴胡、玉金、黃芩、黃連、銀花、連翹、蛇蛻、蟬蛻、蒼朮、茯苓、龍膽草、梔子、通草、車前子、炙甘草、生地、澤瀉。

剛服中藥的前幾天，病人帶狀疱疹發得更嚴重，這其實並不奇怪，治療一開始得把疹發盡。因爲病人已經很嚴重了，我沒有使用更常用的麻黃，而改爲較溫和的荊芥來發疹，免得病人太難受。

一週多後，病人的帶狀疱疹消掉一半以上，疼痛減輕許多，同樣的中藥方繼續使用。再兩週左右，病人臉上只剩下一小部分有暗紅紫色的疹，黃水泡只剩一些小點，也都已開始收縮，不感覺到痛了。

・第二十二章・

肝炎

前一陣子，美國食品藥物管理局正式批准幾種C型肝炎藥物，如Olysio、Sovaldi、Harvoni、Viekira Pak等，西藥廠商宣傳治癒率八〇・九五％，爲很多C型肝炎患者帶來很大的希望。然而，這些藥物極爲昂貴，十二到二十四週的療程，需要十幾萬美元，實在不是一般人負擔得起的；如果通過法律強迫醫療保險給付，很多保險公司可能會陷入財務危機。而因爲幾種C型肝炎藥物接連上市，迫使許多西藥研究公司轉向研究困難度更高的B型肝炎治療藥物。

B型肝炎一直是全世界都無法忽視的健康問題，世界衛生組織估計全世界至少有三億五千萬人感染B型肝炎病毒，而華人可能是罹患B型肝炎比例最高的族群。到目前爲止，仍沒有特效藥。其實，很多中醫師都有治療肝炎的經驗，如果辨證及下藥精確，無論是哪一型的肝炎，中藥都可以幫助患者，成本卻不到一％。

病例

有位年輕的女病人，特意從芝加哥飛來舊金山灣區就診，她表示已患有B型肝炎多年，家人中亦有幾位B型肝炎病患，而剛剛驗血發現病毒數超過五十萬（500,000 IU/mL），急著想辦法治療。一般情況下，西醫認為B型肝炎病毒數不應該超過兩千（2,000 IU/mL），如果大幅超過、快速增加，就應該立即治療，不然會導致肝功能受損，或者可能造成肝癌等病變。

藥方解析

雖然中醫看診不需要西醫的檢測，而是按照中醫望聞問切的資訊來診斷，但是，中醫必須解釋為什麼病人會表現出西醫檢測發現的異常，因此參考西醫的檢測結果並無可厚非。這位病人以中醫診斷的方式看來，確實肝挺不好的，得花不少精神來清肝，主要以柴胡、玉金、黃芩、龍膽草、茜草、鱉甲等為基本，加上一些補血及其他藥材來應付病人的血虛等。

病人帶了兩週的中藥回芝加哥，服用後沒有不好的反應。然而，病人思考了一下，覺得不可能常常請假飛來加州就診，又擔心醫生遠距看診無法掌握病情，特意告訴我要改去看芝加哥當地名氣很大的韓國來的中醫。

改看韓國「名中醫」，病毒數竟然飆高

那位中醫不解釋治療方法，也不讓病人知道藥方細節，規定病人只能買他們製作的湯藥濃縮包，每天服用三包，還得每週回診下針；當然，費用也就相當可觀。病人跟我解釋後，我也不以爲意，只要病情有改善，無論是誰看診，都是件好事。

沒想到幾個月後，病人又從芝加哥飛來就診。病人表示，服用了那位韓國「名中醫」的湯藥濃縮包幾個月，不但沒有改善，B型肝炎病毒數竟然飆高到兩百多萬（2,000,000+ IU/mL）！病人問我爲什麼，這要我如何解釋？可能的原因很多，不一定是那位中醫師的錯；然而，確實不能摒除誇大不實的宣傳。這樣的事情到處都有，中國大陸有很多在網路上宣傳很大的「名醫」，看診費一次幾千人民幣，一天可以看上百位病人，公布出來的病例都是「病人自我感覺良好」，卻拿不出治療前後西醫檢測差異的證明。

當然，這不是病人的錯，大多數的病人並不了解中醫，在病急求醫下，很容易被花稍的宣傳、誇大的病例給矇騙。所以，我也沒怪這位芝加哥來的病人，重新幫她看診，決定

還是維持幾個月前的藥方，一味沒改。

老老實實服用中藥，肝功能指數恢復正常

這次病人按照計畫定時複診，連續服用中藥後，肝指數AST／ALT恢復正常，B型肝炎病毒數從兩百多萬下降到十萬多，危急程度大幅減少，而病毒數下降的速度比服用西藥快許多，卻沒有西藥的副作用。在中醫望聞問切的檢查下，身體也有不少的改善，譬如以前月經來時會有嚴重的偏頭痛，現在完全沒有了，代表肝血虛的情況改善很多。

然而，就像連續劇一定要有曲折的劇情，這位病人的情況也一樣。病人在大陸的母親知道她在服用中藥時，大力反對，倒不是要病人改看西醫，而是病人母親認爲家中好幾位都有B型肝炎，沒看中醫、也沒看西醫，一輩子也是好好的，要病人不要浪費錢去看醫生，不要管它就行！病人不敢得罪母親，也沒跟母親解釋大半年來病毒數的大幅改變，就直接停止服用中藥。

除此之外，病人還做了幾件傻事。她開始進修一門課程，搞得兩、三個月半夜兩點才睡覺，情緒也緊張許多。另外，病人的飲食變得很單調，就只吃幾種常見的青菜及豆腐，幾乎沒有補血的肉類。睡覺和飲食等生活習慣，對肝家非常重要，我每次看診都會一再提

醒病人，沒想到她完全不放在心上。

病人消失了近半年，突然又聯絡診所，因爲例行驗血發現B型肝炎病毒數高達八百多萬（8,000,000+ IU/mL），肝功能指數（AST/ALT）也上升許多！我猜到病人會退步，但沒想到退步那麼多、那麼快，讓我有些驚訝。好吧，這次和病人說好了，如果她不能按照醫囑好好就診服藥，我就不再幫她看病。

病人知道我是眞的不高興了，總算老老實實地服用中藥。沒多久，病毒數降到九千，肝功能指數正常，超音波影像無異狀。目前病人從中醫望聞問切的角度看來，還有許多進步空間；不過，肝家改善很多，就等病人下一次血液檢測，確定病毒數是否降到更安全的程度，甚至完全消失、無法偵測出來。

雖然這只是一個病例，但臨床上我看過不少肝炎病患，而其他很多中醫也幫助過肝炎病患。所以，如果我們能推廣中醫治療肝炎，不但可以幫助很多病人，還可以大幅降低醫療成本，這讓我想起倪海廈老師以前常講的：「如果哪個國家全心全力推展中醫，那個國家就會成爲世界上最富強的國家！」

·第二十三章·

慢性咽喉炎及咽喉異常感症候群

很多人都有過喉嚨卡卡的感覺，也沒什麼東西阻塞，但總是想輕微咳嗽一下來清清喉嚨。西醫有許多可能的解釋，譬如慢性咽喉炎、慢性扁桃腺炎、胃食道逆流等。本章以慢性咽喉炎爲章名，只是讓讀者知道我們在討論那種喉嚨被哽住的感覺，並不限於慢性咽喉炎。

病例及症狀

先來談一個簡單的病例。這位病人，女，三十四歲，咽癢，咳嗽三個多月，有時候會嚴重到嘔吐。西醫診斷爲慢性咽喉炎，服用西藥沒有效果，仍然咳嗽不止。舌苔白厚，眼診脾區不佳，整體表現是寒濕比較重的人。

一般的慢性咽喉炎，或者類似的咽喉不適，常常是之前感冒或其他原因導致氣滯於咽喉，很薄但稠的痰飲停留在咽喉，這樣的「氣滯」與「痰飲」讓病人覺得「喉嚨總是卡卡的」。

藥方解析

《傷寒論》裡有個叫「半夏厚朴湯」的方劑挺管用的：半夏、厚朴、茯苓、生薑、蘇葉。半夏化痰止嘔，厚朴開鬱行氣，茯苓健脾利水，生薑辛溫發散，蘇葉宣肺降氣。

這位病人的情況比較嚴重，除了咽喉的「氣滯、痰飲」外，肺家寒涼，得外加幾味藥：麻黃、白芍、乾薑、炙甘草、細辛、桂枝、五味子，如同「半夏厚朴湯」和「小青龍湯」的合方。

病人服用中藥水劑八天後，咳嗽好了。因爲久咳會讓肺家虛、肺津液不足，我再給病人一、兩週的科學中藥粉劑，以潤肺做個收尾。

咽喉妄想症？

這樣的問題，好像沒什麼大不了，而一般情況下，中醫確實也很快可以治癒。然而，遇到「喉嚨總是卡卡」的情況，西醫使用抗生素治療炎症，或者用制胃酸劑壓制胃酸逆流，如果沒有好轉，常常會告訴病人，那是「咽喉異常感症候群」，爲「精神官能症」的一種。

換句話說，是你的神經有問題，沒事傳假消息給大腦，或者是你的大腦沒事亂想，產生了咽喉不適的幻覺，所以又叫作「臆喉症」「臆球症」「喉球症」。這沒有確切的治療辦法，大多會建議病人服用消化酵素及維生素B群，看看會不會改善；再嚴重一些，還可能被當作自律神經失調、焦慮症、憂鬱症等，得服用精神科藥物。

我們來想想這樣把「喉嚨卡卡」歸諸「咽喉妄想症」（Pharyngolaryngeal Delusion）的疑問。許多病例是先被診斷爲慢性咽喉炎、慢性扁桃腺炎、胃食道逆流等實質病症，按照這些病症來治療無效後，才被說成是「咽喉異常感症候群」，這代表充其量只是個猜測，用來解釋爲何之前的治療無效。而臨床上，中醫使用簡單的「半夏厚朴湯」加減，治癒了很多這樣的病人。既然幾味中藥材就可以解決，顯然不是病患自己妄想出來的問題，也並非神經沒事亂傳信號的結果。

不過，問題來了，中醫認爲以上這種狀況是「氣滯」「痰飲」導致的，那怎麼證明呢？目前沒有科學儀器可以偵測中醫所謂的「氣」，把攝影機放入咽喉，也不一定看得到明顯的「痰飲」卡在咽喉，使得許多西醫不接受中醫的解釋。然而，這其實是一個科學論證的問題。當一個新的理論被提出來時，不一定馬上有可以直接驗證的方法，可能沒有適合的儀器，也可能科學其他方面還沒有足夠的能力來支持。這種問題在物理學界一直存在，就像愛因斯坦一百多年前提出的廣義相對論，到現在依然沒有全面完善的方法來驗證，只能從星光偏折等自然現象來佐證。

換句話說，當目前的科學無法解釋及偵測「氣」的時候，爭吵「氣」是否存在是沒有幫助的，而是應該想一想，有沒有間接的佐證，至少可以提高我們對臨床治療的信心。既然中醫認為這樣「喉嚨卡卡」的問題出自「氣滯」「痰飲」，那麼，除了「半夏厚朴湯」外，其他「行氣」「祛痰」的中藥是不是也有效果？

是的，使用黃耆、桔梗、遠志等不同中藥材的組合，可能沒有「半夏厚朴湯」那麼迅速有效，但也還是可以解決「喉嚨卡卡」的問題。這雖然不能直接證明中醫的說法，卻提供間接的佐證，加強了原本理論的結構性。

或許有人會說，這只是在自圓其說。沒錯，當一門學問能自圓其說，邏輯架構完善，並且有高度解決實質問題的一致性，那就是科學；另一方面，幾乎每個人稍微接受一些指導就可以感受到「氣」，而一個人人都可以感受到的現象，卻因為沒有儀器偵測，就硬說那些感受到的「氣」都是「幻覺」「神經反應」，更是無法自圓其說，更偏離科學的基本精神。與其因為目前沒有儀器能夠偵測「氣」而否定「氣」，不如多花些精力去思考如何間接證明「氣」的存在，以及把有效的治療方法推廣到臨床。

·第二十四章·

關節炎

有一首七〇年代的老歌《加州旅館》（*Hotel California*），我很喜歡。每次聽到，腦海中就會浮現在加州沙漠高速公路上開車的景色，那種荒涼、慵懶的情調，在沙啞的歌聲及電吉他旋律中，像車窗外微熱的風一樣吹拂在臉上……很可惜，老鷹合唱團（Eagles）的填詞及主唱格林．佛萊（Glenn Frey）幾年前過世了，死因是長期服用類風濕性關節炎藥物的副作用，深受很多人喜愛的歌曲《加州旅館》，從此帶上一層深深的憂傷！

西醫將關節炎分成很多類，基本上有「原發性」及「繼發性」兩大類型。原發性通常是指因爲老化而造成的關節炎；繼發性的範圍比較廣，從運動受傷的後遺症、免疫系統不全或反應過度、基因問題、骨頭疾病、西藥副作用導致的骨頭壞死或化學不溶物進入關節等。

在各種關節炎類別之中，最普遍及最讓病人苦惱的，通常是免疫系統問題導致的關節炎，如慢性的類風濕性關節炎及急性的痛風。西醫目前只能減緩關節炎的疼痛，卻無法根治，也很難避免骨節繼續腫脹變形。

而像老鷹合唱團主唱服用的類風濕性關節炎藥物Humira等，有許多嚴重的副作用，譬如嚴重病毒及細菌感染、神經系統問題、血液問題、心臟衰竭等，格林·佛萊就是因爲這些副作用而死於急性潰瘍性結腸炎和肺炎。

寒濕入骨節

中醫治療類風濕性關節炎及其他種類的關節炎，雖然也不是件容易的事，但確實有良好的效果，不僅僅能免除疼痛，還可以阻止關節炎繼續惡化，甚至有不少骨節變形的病例也能大幅改善。

現在許多中醫師聽到西醫所謂的「炎症」，又看到關節炎「紅、腫、熱、痛」的症狀，就直接想到「清熱解毒」，開的中藥方皆以寒涼藥爲主；然而，這往往只是壓制表象，而沒有掌握到眞正的病因。

臨床治療上看到的關節炎，大多數可以對應到中醫所謂的「歷節」，在將近兩千年前的《傷寒雜病論》就已經有許多闡述。最簡單粗淺的解釋是「寒濕入骨節」，當寒濕在骨節中累積得越來越多，陽氣無法入裡，會往外反逆，造成「紅、腫、熱、痛」的症狀。這也是爲什麼急性發作的痛風在半夜比白天要更疼痛的原因：半夜大量陽氣要由體表入裡，從保護體表轉變成修復內部，更多的陽氣無法進入骨節而反逆，導致骨節附近更加疼痛，這也是中醫常提到「陽病白天嚴重，陰病晚上嚴重」的一種表現。

以寒涼藥來治療的問題

既然是「寒濕入骨節」，治療方向自然應該以「去寒」「去濕」爲主。以寒涼藥來「清熱解毒」，短期內或許可以壓制一些症狀，讓病人感覺舒服一點，但長期下來反而可能讓病情惡化。

我遇過不少病人告訴我，幾年前關節炎剛開始發作時，服用某地某位中醫師開的藥方，那時候好像挺有效的，服藥沒幾週疼痛就減輕了，但總是反反覆覆；現在關節炎又發作了，變得比以前痛上好幾倍，骨節也變形了，服用原來的藥方卻一點用都沒有了。病人很納悶，搞不清楚其中原因，但他們一把中藥方給我看就一目了然了——全部都是以「清熱解毒」爲主，如此的治療方法，跟西醫的關節炎止痛藥比，也好不到哪去。

藥方解析

關節炎治本的方法以「熱藥去寒，利水藥去濕」爲主。聽起來很簡單，卻有兩個大問題：

一、骨節裡的寒濕，通常是累積很多年以後，病人才會覺得自己有關節炎的症狀。而既然是累積多年的寒濕，想要去掉，也就不會是服藥兩、三週的事情，醫師及病人都得有耐心。臨床上看來，病人服用中藥兩、三週後，可能可以感覺到些許的改善，但是要完全不痛、活動沒問題，大概幾個月跑不掉。如果骨節已經嚴重變形，那恐怕就不是每一個病人都能夠運氣好，變形的骨節還能恢復爲原本正常的形狀；不過，有耐心慢慢服藥，做到不痛、活動自如、生活正常是沒問題的。

二、「熱藥去寒，利水藥去濕」聽起來簡單，臨床治療卻是藝術。除了每一個病人的症狀及身體其他問題都不一樣，關節炎的寒濕累積是一個相對局部的現象，選擇什麼中藥、如何組合搭配、各藥的劑量都很重要，如果只是開大量的熱藥、利水藥，病人服藥後可能會出現許多不好的反應，而局部的關節炎還是一點都沒有改善，藥力根本到不了想要治療的地方，或者藥性在該局部地方發揮不了作用。

譬如，手指的關節炎通常得借助於桂枝、烏頭蜜等，大熱的生附子及生硫磺反而不一定好用。膝關節、腳踝、腳背等的關節炎，除了去寒、去濕，常常還需要借助麻黃的「發陽」，不然很難痊癒。大腳趾的痛風、腳底的關節炎，除了得多加藥材來引藥力下行，倚重炮附子可能是少不了的。而一般所謂的僵直性脊椎炎，也大多屬於中醫的「歷節」，這個時候，以生附子及生硫磺兩個要藥爲大將，常常是打勝仗的關鍵。

當然，無論是用哪些中藥來組合，更重要的是評估病人身體全面的情況，很多時候病人有其他的問題，不適合使用某些中藥，或者有控制局部性問題的全身性問題，中醫師得特別考量如何繞路而行，不能盲目地直攻、猛攻。

中醫治療免疫系統問題的優異性

值得一提的是，現在越來越多西醫研究人員開始注意到中醫在免疫系統問題上的優異性。我和許多優秀的西醫專家討論過，認爲這樣的優異性可能和中醫在「三焦水道」運作上的深入理解有關。「三焦水道」似乎和西醫的淋巴液、組織液等人體內液體運行有很大的關聯，甚至有人認爲這幾年才剛剛被發現、充滿爭議的新器官「間質組織」（Interstitium）就是中醫所謂的「三焦水道」。

無論如何，這些液體的運作已經被認定是人體免疫系統功能能否正常發揮的主要環節，對這些「水」的了解越多、越深入，也就越能治療免疫系統的問題，這或許是爲什麼西醫治不好關節炎，而中醫卻可以治好的合理推測。

·第二十五章·

鼻竇炎

鼻竇炎是個惱人的問題，每天有著濃稠的鼻涕，鼻塞不能好好呼吸，又常常導致面部疼痛及頭昏腦脹。

病例

病人，女，五十歲左右，白人。鼻竇炎十年了，情況非常嚴重，原本由一位美國頂尖耳鼻喉科專家治療，但開了兩次刀都沒什麼效果，讓這位耳鼻喉科專家不知所措；本來建議病人再開一次刀，但病人不願意，認爲兩次手術都沒有進展，再做一次也不太可能有什麼改變。這位耳鼻喉科專家很有職業道德，也同意病人的觀點，就在這個時候，他的另一位病人被我治療得很不錯，向他推薦中醫治療，這位專家便心胸寬大地要病人來找我試一試。

這位白人女士從來沒有試過中藥或針灸，耳鼻喉科專家要她來找我時，她還以爲我是另一位西醫專家，走入診所才知道是中醫診所，她很驚訝耳鼻喉科專家會介紹她來看中醫。經過解說後，她非常願意嘗試煮中藥來服用，我特別告訴她中藥很苦，她說十年來受盡鼻竇炎的折磨，不管中藥有多苦、下針有多可怕，她都願意把身體交給我照料。

症狀

初診時，病人告訴我，她多年前氣喘，服用了一堆類固醇藥物，後來就有了嚴重的鼻竇炎。打噴嚏時，出來的鼻涕竟然都混著很多黑黃色的黴菌，長年鼻塞，耳朵不舒服，有黃痰，鼻子和眼睛腫脹、很癢，整天都很疲累。這兩年又正好遇到更年期，手腳冰冷，身體熱，夜晚盜汗，半夜兩、三點總是醒來，讓她更加難受。

問題出在哪裡呢？類固醇藥物對人體傷害很大，這位病人服用大量類固醇後，身體變得很寒冷，不只是鼻腔積寒濕嚴重，全身都很寒；時機又不太好，適逢更年期「臟燥」，也就是子宮開始乾燥，耗用肝血，好像汽車引擎雖不大，但水箱水不足，造成潮熱。

藥方解析

治療上主要以去寒、去濕爲主，加上把藥力引上到鼻腔及開鼻竅。中藥組合爲：茯苓、白朮、桂枝、炙甘草、辛夷、菖蒲、蒼朮、炮附子、葛根、白芷。

前面四味藥是有名的「苓桂朮甘湯」，雖然很簡單，但健脾利水挺好用的；用辛夷、菖蒲、蒼朮開鼻竅，炮附子去寒；葛根和白芷，一方面引藥上行，另一方面也幫助緩解面部疼痛及頭昏腦脹。雖然是治療鼻竇炎爲主，因爲炮附子的熱性及固陽，以及白朮、茯苓的健脾利水，身體上因寒濕造成的多種問題也可以一併改善。

針灸手法

另外，下針「三陰交」「陰陵泉」「地機」「合谷」「迎香透內迎香」。脾經上的「三陰交」「陰陵泉」「地機」，合稱「三皇」，爲利水的重要穴位組合；「合谷面口收」，則是面部問題常常搭配的穴位。

「迎香」和「內迎香」是通鼻竅及治療鼻病的要穴，只不過許多中醫師「迎香」下一針，「內迎香」下一針，效果不好，應該是一根針從「迎香」刺入，把針平躺下來，沿著皮表下方，一路刺到「內迎香」。臨床上，鼻子不通的病人，下「迎香透內迎香」，十有八九幾分鐘內就可以順利呼吸；不過，拔針以後能夠維持多久，就得看個案的情況及嚴重度了。

服用中藥清出大量黴菌後復原

病人第一次服用中藥，一週的湯劑，斷斷續續兩週才喝完。病人回診時告訴我，過去十天都沒有鼻子過敏的現象，鼻子好得很；身體發熱減少很多，睡眠情況也比較好，較容易入睡，夜晚不盜汗了，起床後比較有精神，手腳也暖和多了。說眞的，這次換我有些驚訝，雖然臨床上常常覺得一般美國白人對中藥的反應快過華人，但這位女士的反應速度，遠遠快過我的預期。

這次病人又拿了五付相同的中藥包，還沒服用完就打電話到診所，告訴我們她幾天前一大清早鼻子出來了很多黴菌，隔天也一樣，現在感覺好像全部黴菌都出來了，非常舒服。同時，她電話中也告訴我們，因爲鼻竇炎的關係，已經很久沒有好好度假了，她現在等不及了，要重新開始好好享受人生，這週就要飛到墨西哥度假。結果，病人四週後來複診，上次拿的五付藥還剩兩付！

複診那週，病人正好也安排見她的耳鼻喉科專家，幫她做CT影像掃描。那位耳鼻喉科專家檢查完後，非常驚訝，病人病情最嚴重的上頜竇已經幾乎清乾淨了，鼻竇炎可以算是好了。他特意寫了電子郵件來謝謝我，後來我們也當面討論了為什麼中醫可以治好這麼嚴重的鼻竇炎。

後來病人又飛去緬因州度假，隔了六週才再回來就診，鼻竇炎完全好了，沒有再出現任何鼻竇炎症狀。雖然病人身體仍有許多改善的空間，但基本狀況穩定，生活恢復正常，病人非常高興，也真的相信了中醫。

·第二十六章·

腎結石及鏡下血尿

腎結石是年紀稍長的人常遇到的問題，有些人查不出腎結石，卻發現有鏡下血尿，也就是尿液中有過多的紅血球，大多也是因為有微小腎結石，在排出結石時刮傷尿道而導致有細微的出血症狀。

一般而言，年紀輕、身體好的病人，西醫可以用超音波去震碎腎結石，讓病人自然排出結石。年紀長一些、腎功能差一些的病人，卻不能用超音波去震碎腎結石，否則會傷害到腎臟。怎麼辦？其實，中醫處理腎結石快速有效。

病例及症狀

病人，男，華人，六十多歲。兩年來後背腰部時不時疼痛，這次突然後背腰部很痛，求助於西醫，被確診為腎結石，但評估認為不適合做超音波震碎腎結石，只能給病人止痛藥，告訴病人多休息、多喝水，看看是不是能自行排石。這位病人因爲住得遠，一時還來不及到診所就診，改由家人代爲回答問診。

藥方解析

這位病人的中藥方以「豬苓湯」爲主。「豬苓湯」和「茯苓戎鹽湯」的加減，常常應用在比較單純的腎結石病症。「豬苓湯」的中藥組合爲：豬苓、茯苓、澤瀉、滑石、阿膠；「茯苓戎鹽湯」的中藥組合爲：茯苓、白朮、戎鹽。

兩者都以「利水」爲主，「豬苓湯」比較偏向直接從「下焦」來利水，「茯苓戎鹽湯」比較偏向經由「中焦」往下到「下焦」來利水。「戎鹽」的作用在化石，讓大的腎結石化爲一些小的結石，比較容易排出；滑石和阿膠的作用，和之前討論膽結石的情況類似，滑石幫助排石，阿膠減少排石刮上管壁出血。

這位病人服用中藥兩週，背腰部不痛了；過了幾天，正好之前已經安排了西醫回診，做了超音波檢查，證實沒有腎結石了。

病例及症狀

再舉一個有趣的例子。這位病人是香港知名電視台台長，男，華人，五十歲左右。十多年前體檢發現鏡下血尿，找不出原因，也無法治癒，只好再觀察；隔年體檢又查出鏡下血尿，同樣的檢查及治療過程再重複一次，還是沒有結果。像這樣每年體檢查出鏡下血尿，又沒辦法解決，持續了十多年。

藥方解析

那年我正好受邀前往澳門會見一位很成功的企業家，電視台是他投資的項目，晚宴時電視台台長作陪，也就把他的健康問題告訴了我。我聽了一下他的情況，考慮到西醫檢查不出問題的來源，想必腎結石很小，「排石」的動作不用很大，重點在「利水」。於是，我幫他開了「五苓散」：桂枝、白朮、茯苓、豬苓、澤瀉，並把通利「下焦」水道的豬苓和澤瀉加重。

病人連續服藥三週後，分別在香港及珠海做了兩次化驗，結果鏡下血尿的結果都正常。病人告訴我，這是十幾年來第一次得到這樣良好的化驗結果，他非常高興。

・第二十七章・

頸椎受傷

病例

這個病例挺有意思的。病人，男，華人，六十多歲，第六及第七頸椎受損，嚴重壓迫到神經，從左肩、左手臂到左手掌整天都非常疼痛，無法持續同一個姿勢十分鐘。白天已經很慘了，晚上睡覺更不用說，稍微睡著一下，馬上又痛醒，得改變一下姿勢才好一點，不到十分鐘又不行了。

症狀

病人本來不太相信中醫，但是，西醫檢查後認為進行頸椎手術風險過高，如果開刀出問題，可能會癱瘓，因此專科醫生強烈建議他不要開刀，寧可維持現狀，靠服用止痛藥來過日子。然而，病人服用止痛藥的效果不佳，仍然非常疼痛，一年多來只好忍著痛，過一天算一天。病人太太因爲有長年睡眠問題，先來找我看診試試，結果效果很好，因此說服了病人來找我看診。

我第一次看到病人時有些驚訝，他全身上下長了四、五十個脂肪瘤，最大的幾乎有一個拳頭大，兩隻手上遍布約一公分大小的脂肪瘤。他找專科醫生看過，認爲除了一個一個開刀去除，沒有別的辦法解決。看診的細節我就不多寫了，基本上病人的肝脾有不少問題。

然而，因爲病人左手的疼痛越來越嚴重，對生活造成很大的困擾，希望在最短時間內減少疼痛，再考慮如何從根本解決問題。在病人的請求下，我也只好先想辦法減少他的疼痛。

針灸手法

理論上，頸椎受損而造成的疼痛，和一般疼痛不一樣，除非受損頸椎不再壓迫神經，否則病人的疼痛會一直回來。第一次及第二次看診，我偏重在病人的頸部，以放血及一般處理頸部受傷疼痛的針法來處理。結果，病人幾乎沒有什麼變化，最多只是下針當天好一點點，這樣的反應讓我很沮喪。

病人第三次來就診時，我仔細重新思考，強迫自己放空，回歸到「基本面」，不要一直想著「頸椎壓迫神經」。我決定修改下針方向，以最簡單、最基本的方法來下針：「後溪」「陽陵泉透陰陵泉」「絕骨透三陰交」。「後溪」為「督脈」的「會穴」，而「筋會陽陵」「髓會絕骨」，以透針的方式來加強效果。

藥方解析

中藥方倒是一直維持一樣：酸棗仁、川芎、知母、白朮、茯苓、炙甘草、白芍、伸筋草、延胡索、葛根、白芷、當歸、熟地、黃耆、黨參、山茱萸、牡丹皮、三七。

有意思的是，隔一週後複診，病人說痛感下降了三成。既然出現效果了，那就維持同樣的針灸治療及中藥方。再隔一週後，病人說痛感下降到一半；又過了一週，病人說幾乎不疼痛了，還跑去打高爾夫球。

病人告訴我，他因為疼痛，已經很久沒有做任何運動，只要稍微用力，左手就更加疼痛，而他非常喜歡打高爾夫球，不能打高爾夫球讓他很鬱悶。上週他總算能夠再度進行喜愛的運動，非常高興。

這個病例再度提醒我，中醫和西醫都是解釋及治療人體的學問，但兩者的理論出發點很不一樣。雖然適度參考西醫的論點是有幫助的，臨床上，還是要立足在中醫本身，過度偏向西醫的思維，反而遠離了中醫的理念及療效。

・第二十八章・

膝蓋受傷

病例

Well，這個病人是我自己，既是主治的中醫師又是病人，從兩個角度來看事情，同時可以和西醫的治療方式做對比，是個不太一樣的病例。另外，既然病人是我自己，我可以放慢筆調多聊聊，不那麼嚴肅，也讓大家多聽一些故事。

我熱中攀岩運動，每週會到攀岩館爬三次，從完全的新手，到可以自信地爬5.11b/c、V4/V5①，進步還算不錯。同時，爲了提升攀岩技術，加強了例行的核心肌肉訓練，體能大增，中年男人肚子的肥肉大幅減少，六塊肌的形狀再度浮現，體重降到六十三公斤——即使是我二十多年前練潛水、當潛水長時，也沒有達到這樣的標準。

然而，我事後諸葛地想起艾爾．帕西諾（Al Pacino）在電影《魔鬼代言人》（*The*

Devil's Advocate）裡面講的：「Vanity, definitely my favorite sin!」（虛榮，肯定是我最喜歡的罪惡！）

症狀

那個週二，我又去挑戰了一個角度挺大又很高的反向傾斜（overhang）V4。從安全上而言，爬到頂上後應該要往下爬一段再跳下來，但是反向傾斜的攀岩牆不容易往回爬（downclimb），很多人都直接跳下來，何況下面又有很厚的墊子，所以，我也直接往下跳。

這本來沒什麼，我也跳過很多次，但是，這次跳下來後左腳踝有些怪怪的。十多年前我擔任北加州臺大校友會會長時，大概活動很多，左腳踝嚴重扭傷過一次，之後每兩、三年就會因爲運動不小心而覺得怪怪的，但沒什麼大問題。這次左腳踝受傷，不覺得有什麼大不了的，認爲下一、兩次針就會好，因而只把運動量減少，沒有眞正好好休息，扭傷後的那個週六晚上，還是照樣做了例行的核心肌肉訓練。

---

① 指攀岩難度等級。5.11a 級以上困難度高，一般需要大量的艱苦訓練才能達到。

做核心肌肉訓練時，左腳踝會痛，我想辦法把左膝蓋撐緊，減少左腳踝的壓力，硬是把整個訓練做完。結果到了半夜，左膝蓋開始痛到不行。

針灸手法

我想，好吧，這也不是第一次膝蓋受傷了，忍著撐著，週日整天躺在床上，每三個小時下一次「膝五針」：「鶴頂」「外膝眼」「內膝眼」「陽陵泉透陰陵泉」，五個穴位卻只有四根針。

剛開始下「膝五針」時，不但進針時很痛，下完針後膝蓋更腫、更痛，合理的推論是膝五針大幅加強氣血，提高人體自我復原的能力，但也大大增加阻塞處的壓力。如果自己不是中醫師，治療過很多膝蓋問題的病人，可能會怪這個中醫師亂治療，把膝蓋搞得更糟了。不過，說眞的，當膝蓋越來越痛，還得繼續爲自己下「膝五針」，確實是在考驗一個人對中醫的信心。

一般而言，「膝五針」下了幾次後，會開始改變，覺得下針眞的有效，而輕微的扭傷可能第一次就見效了。我那次挺嚴重的，「膝五針」下到第六次才開始看到轉折點。雖然還是行動不便，但週一已經比週日好很多，在車庫找到父親當年用的老人枴杖，照常到診所看診。

週一診所比較忙，我拖著老人枴杖走來走去，到了傍晚又開始很痛，雖然還是比週日好，但很明顯的，沒讓膝蓋好好休息，造成了退步。週一晚上因而沒有睡好，週二早上好像也沒有進步，診所同仁擔心我是不是骨頭裂了，畢竟我偏重內科，不是跌打損傷的專家，最好去照個X光確認一下。也對，我請前台把下午的病人調一調時間，下午到柏拉阿圖醫院（Palo Alto Medical Foundation）去檢查，離開診所前也自己開了個中藥方，請診所同仁包好帶回家。

確定骨頭沒裂

我在柏拉阿圖醫院折騰了兩個小時，從左膝蓋到左腳踝照了十多張X光，確定沒有弄傷骨頭，這點西醫憑著先進的科學儀器，確實比較厲害。看診的女醫生大概醫學院才剛畢業沒幾年，很認真，用各種辦法搬著我的左腳做很多不同動作，想確定我的筋沒有斷掉，解釋說膝蓋附近有很多不同的筋及軟組織，即使用MRI也不容易確定哪裡受損，更何況我的情況應該沒有嚴重到可以讓保險公司付MRI的費用！

我一面看著她把我的左腳弄來弄去，一面聽她解釋，腦子裡想的全是「痛、很痛、非常痛」！不過，我還是秉持看診時和病人說說笑笑的習慣，三不五時和醫生、醫療助理、X光技師講些輕鬆的事情，苦中作樂，沒有辦法。

柏拉阿圖醫院的結論是左膝蓋有不明的軟組織受損、發炎、水腫，這些都是我本來就知道的。醫生當場給我開了一千毫克的消炎藥Ibuprofen，還要我每六個小時服用一次四百毫克的消炎藥。醫療助理好心幫我倒了水，拿著藥丸給我，被我婉拒了，害他再把醫生找回來，問我爲什麼那麼痛、那麼腫，卻不願意服用消炎藥。我不想和這位年輕女醫生當場爭論，沒讓她知道我是中醫師，只淡淡地說，我想靠身體自己的能力復原，不想依賴化學藥劑。醫生睜大了雙眼，也不知道該說什麼，只好把原來處方中「每六小時服用消炎藥」加上了兩個字「if needed」（如果需要的話），讓她不須承擔法律責任。

另外，醫生要我每天冰敷幾次，同時要我用繃帶把左膝蓋綁得緊緊的，來控制水腫。這些都違反中醫的理論，而冰敷也已被證實會延遲復原，一九七八年提出並大力宣導「R.I.C.E.」（Rest：休息、Ice：冰敷、Compression：壓縮、Elevation：抬高）的蓋比·默金醫師（Dr. Gabe Mirkin），自己都已經公開承認冰敷是錯誤的；而把受傷處緊緊綁著，會讓血液循環不良，看似把水腫壓下去，其實也是在延誤康復。我全部沒有遵守。不過，我去柏拉阿圖醫院檢查有兩個好處，一是X光確定骨頭沒裂，二是拿到了一副眞的枴杖，讓我的行動方便許多。

週三開始，下「膝五針」及服用中藥成爲我的例行事項。而或許因爲確定了骨頭沒裂，心中的陰影消失，心情好很多，讓我左膝蓋復原的進度大幅提升，週四下午已經可以不用枴杖走路。中醫治療，比那位女醫生評估我需要四到六週的復原時間快很多，這讓我沾沾自喜，不但沒有多加休養，反而跑來跑去，做各種動作，還打算週日馬上就要回去攀岩。

從左膝蓋換到了右膝蓋

結果，左膝蓋確實好了，可是因爲一週多來由右膝蓋承受大部分身體重量及活動壓力，到了週六凌晨，我的右膝蓋突然痛到不行，無法伸直、受力。一週以來的膝蓋受傷情節，從左膝蓋換到了右膝蓋，又得再花時間來復原。

還好，右膝蓋受傷沒左膝蓋嚴重，「膝五針」加服用中藥，不到一週，右膝蓋也好了。不過，這次我學乖了，不急著回去攀岩，先使用健身腳踏車來增強膝蓋四周的肌肉，慢慢把健身腳踏車的阻力加大來訓練膝蓋，和緩地訓練了兩、三週之後才再度回去攀岩。

「虛榮，肯定是我最喜歡的罪惡！」人果然不能太虛榮，如果一開始我攀岩時好好地往回爬再跳下來，或者左腳踝怪怪的時候就停止運動、好好休息，或者別那麼急著證明中醫修復膝蓋的快速、不亂跑來跑去，也就不會把自己搞得那麼慘。

·第二十九章·

痔瘡

很多人都有痔瘡，長年坐辦公桌的上班族、開車的司機等，都很容易得痔瘡，卻不好意思去看醫生。一般的藥物治療痔瘡的效果不是很好，嚴重時手術開刀，又容易導致副作用，譬如經常性出血、感染、肛門狹窄、大便失禁、直腸脫垂等。另外，直腸離膀胱神經很近，一不小心可能會造成膀胱內尿液無法排盡，也就是所謂的「尿瀦留」。然而，中醫治療痔瘡，無論是內痔還是外痔，往往又快又好。

病例及症狀

病人，女，華人，近三十歲。有痔瘡好一陣子了，幾次西醫檢查都認爲很難治好，讓她很困擾。這位病人消化吸收很差，非常瘦，也有個很大的壞習慣：每天都很晚睡，常常半夜兩點多才上床，導致血無法歸肝更新，因而肝血不足、心陽虛弱。同時，病人長年服用避孕藥，臨床觀察常常發現避孕藥會損傷心臟，病人血壓只有106/47 mmHg上下，心率很慢，通常在每分鐘五十五下左右。病人腳冷，每次吃飯時都覺得身體熱，有上熱下寒的表現；便秘、拉肚子反覆發生。

這位病人，明顯肝已經不健康了，心火下移小腸不足，下焦寒濕；加上做設計工作，長時間坐在椅子上，造成了痔瘡。

藥方解析

病人的痔瘡問題本身並不難治，但她整體的健康情況及生活習慣更需要注意。我開的中藥方爲：當歸、赤小豆、槐花、白朮、茯苓、柴胡、玉金、白芍、黃芩、生地黃、炙甘草、生薑。當歸潤腸，赤小豆、槐花、白朮、茯苓去濕，柴胡、玉金、黃芩清肝，生地黃補血，炙甘草強心合胃，生薑溫中。

病人服用中藥五付後，痔瘡不見了，她很驚訝，跑回去西醫那複診，專科醫生比她還驚訝，本來認爲很難治好的痔瘡竟然一週內就好了！這位病人是在美國土生土長的華人，不會說中文，更不用說相信中醫了；經過這次痔瘡治療，完全改變她對中醫的看法，不再懷疑家中長輩對中醫的推崇。

·第三十章·

卵巢囊腫

卵巢囊腫通常並不難治，我常常看卵巢囊腫的病人，治療效果不錯，一致性挺高的。不過，每次聽到病人的好消息，還是會高興一下。

病例

那天下午，一對臺大的學弟妹夫婦來複診，他們都三十多歲，也都是學工程的。兩個多月前初診時，他們告訴我，西醫檢查出這位學妹有卵巢囊腫，約七公分，超過一般婦產科醫生認為的「安全範圍」；同時，醫學影像掃描顯示約一半偏向密度高的物質，而非常見的水狀物質。這種情況下，她的婦產科醫生認為不會像一般較小、較偏水囊的卵巢囊腫會在兩、三個月左右自己消掉，因而大力建議她開刀切除。

這位學妹完全以中醫的方式治療，前幾天回去婦產科複檢，醫學影像掃描檢查顯示卵巢囊腫已經消到三公分以下，體積不到原來的十分之一，原本看到密度高的部分也已經不見了，剩下的全部是「安全很多」的水狀物質。婦產科醫生認爲已經不需要西醫治療，只要每半年檢查一下即可。

學妹告訴我，他們本來已經把感恩節假期保留下來，如果卵巢囊腫沒有縮小，打算運用那段時間進行切除手術；現在卵巢囊腫縮小了，不用做手術了，他們很高興地安排去夏威夷度假，帶著兩個小孩好好享受天倫之樂。不用去開刀，全家去度假，是件非常好的事情，我也很替他們高興。

中醫治療的大方向

至於中醫是怎麼治療卵巢囊腫的呢？每一個病例都不太一樣，但大方向倒挺相近的。如果沒有什麼複雜的健康問題，基本上以強心陽，心陽移熱小腸，讓小腸、少腹、卵巢、子宮熱起來爲主，加上通利水道及一點點活血化瘀，兼顧補血。當然，中醫還是得看個案來辨證論治，粗淺的討論只是給讀者一個大概的感覺，讓讀者有興趣多了解一些。

既然在說故事，我們就再講個卵巢囊腫的故事。

病例

這是一位四十多歲的華人女士，第一次來就診的原因是她之前懷孕兩次都流產了，這次剛剛懷孕幾週，可是，婦產科醫生一直找不到胎兒的心跳，她想知道中醫有沒有什麼辦法；而如果這次胎兒保不住，希望能調理身體，讓下次成功懷孕生小孩。另外，婦產科檢查出兩個很大的卵巢囊腫，左邊的已經十五公分，右邊的也有八公分大，婦產科醫生覺得太大了，得盡快動手術切除，但是外科手術醫生評估後，認為動手術切除卵巢囊腫會傷害到她的卵巢，很可能會影響未來生育的能力。病人想知道中醫有沒有辦法處理這個兩面為難的問題。

藥方解析

看到病人中下焦寒濕明顯的體型，加上病人的脈很沉、腎脈很弱，也完全沒有孕脈了，八九不離十，胎兒早在一、兩週前就已經出問題了，可以合理推測胎兒應該已經保不住了，和婦產科醫生找不到胎兒心跳的情況吻合。因此，第一次的中藥方以去中下焦寒濕為主，一般所謂安胎的中藥，意義已經不大了。

病人看完中醫後，馬上去婦產科複檢，證實胎兒已經沒有生命了，並使用西藥人工流產。病人準時一週後來複診。婦人小產的時候，我們以坐月子來看待病人的情況，中藥方以生化湯爲基礎，但是依然延續上週的去中下焦寒，而因爲沒有胎兒的顧慮，中藥方的劑量加重許多。一週後，中藥方轉爲一般坐月子第二週的方向，開始補血、補氣，讓病人的身體恢復，同時，依然重用利水的中藥。

那天是病人第四次來就診，和第一次隔了三週。我還沒從辦公室出來去診間，就聽到診所前台有些喧鬧聲，好像病人很高興地向診所同仁解釋什麼。原來，病人幾天前在婦產科醫生大力恐嚇下去做超音波檢查，爲切除卵巢囊腫的手術做準備，結果，負責做超音波的檢查人員從座椅上跳了起來，大叫不可能，因爲左右兩個大大的卵巢囊腫都已經不見了！

病人固然非常高興，但她的先生是歐洲白人，本來對中醫嗤之以鼻，完全不相信；然而，短短三週左右，避免了很可能會傷害卵巢而影響生育能力的手術，黑白分明的改變，也讓他轉爲非常相信中醫，急著詢問他在歐洲的重病親人是不是也可以用中醫來治療。也就是說，中醫想要得到大衆及主流醫學的認可與尊重，依靠的不是什麼祖傳秘方、幾代中醫世家、自己發明的什麼特殊藥方或手法等不切實際的宣傳方法，只要有足夠的臨床療效，自然會得到認可與尊重。

順利再度懷孕，產下健康的小男嬰

這位病人還有後續的發展。小產調理幾週後，她繼續來診所治療「中下焦」寒濕及其他健康問題；沒幾個月後，病人再度懷孕了，而這次有中醫來安胎及處理懷孕期間的一些問題，一切安好，九個多月後順利產下健康的男嬰。這對近五十歲的先生而言，是天大的喜事，他們結婚後一直希望有小孩，遲遲未能實現，現在總算達到人生重大的里程碑，他們的親朋好友及診所的同仁都為他們高興。

·第三十一章·

高齡懷孕

上一章提到了四十多歲的病人在中醫幫助下，順利懷孕生產，這一章我們來討論一個高齡懷孕的病例。

病例

病人，女，華人，第一次來診所就診時，四十四歲，主要是因爲心跳不規律、心房顫動、胃酸反逆，外加更年期似乎提早來了，有潮熱、盜汗等症狀。

病人來就診了幾次，症狀沒有了，但是整體還沒達到我想看到的水準；她隔三、四個月才出現一次，維持一下身體狀況。就這樣過了一年，病人又來到診所，沒等我開口，病人就告訴我她想要懷孕生小孩，那時她已經四十五歲了。

我當時有些愣住，倒不是因爲四十五歲不可能懷孕，而是到了這個年齡還想要懷孕生小孩，需要不少的勇氣，而且人過了半百時，小孩子也才沒幾歲，陪伴孩子玩耍、成長，是需要很多體力的！

好吧，既然病人想要懷孕生小孩，我就盡力幫忙。因為之前的治療，我知道這位病人肝血虛、心陽不夠強，想要懷孕必須從根本做起，得把心陽提升起來，同時讓心陽順利下行到小腸；小腸熱，子宮的熱度才有可能足夠懷孕。

藥方解析

中藥方倒是很簡單，以「當歸四逆湯」為主，加上溫肝、補血、去濕的藥材。而病人不想要一直服用中藥，我勉為其難地讓她在排卵期前服用兩週中藥，排卵期到月經來時不必服用。我覺得我的心還是挺軟的，病人提出什麼奇奇怪怪的要求，除非是病情危急，我都會盡量想辦法配合。

四個多月後，病人來複診，告訴我她已經懷孕五週了，推算起來是開始用中藥助孕後的第三次排卵就懷孕了。這讓我很高興，畢竟在診所看診，大部分的病人都是面對「老、病、死」的痛苦，當看到面對「生」的病人，心情會提升不少，更何況是高齡懷孕！

然而，人算不如天算。這是病人有生以來第一次懷孕，不知道是因為太興奮而過於頻繁地跑來跑去，或者是因爲沒有按照我的建議繼續服用中藥來安胎，懷孕八週的時候，胎兒流掉了！病人和先生當然很難過，然而，他們很有毅力及決心，既然中藥幫助病人懷孕過一次，相信中醫治療可以幫她再次自然懷孕。雖然病人離更年期沒多遠了，他們決定繼續嘗試懷孕生小孩。

順利生產

皇天不負苦心人，半年左右，這位病人再度懷孕了。這次他們小心多了，一、兩週就到診所來讓我檢查一下；另外一頭，婦產科醫生如臨大敵，畢竟很少遇到四十六歲的超高齡孕婦。婦產科醫生告訴病人一長串可能會有的問題，包括胎兒可能有的健康問題，譬如胎兒生長遲滯、染色體異常，以及高齡孕婦會有高流產機率、妊娠糖尿病、妊娠高血壓、子癲前症（Preeclampsia）、胎盤早期剝離、早產、胎位不正等可能的問題。婦產科醫生要求病人做各種不同的檢驗，也提出許多警告，譬如得提前好幾週就強行剖腹生產等。

病人確實也遇到了許多症狀，一開始害喜嚴重，嘔吐、心跳過快、喘，後來也眞的如婦產科醫生預測的，出現了高血壓、高血糖、貧血等現象。不過，病人相信中醫，堅持只用中醫來治療，我也見招拆招，利用很輕的中藥方劑，讓病人的血壓、血糖、心跳等問題恢復正常，讓婦產科醫生及專科醫生非常驚訝，覺得這樣的高齡孕婦出現了許多症狀，怎麼可能在不服用任何西藥下恢復正常！

到了懷孕後期，婦產科醫生還是擔心胎兒無法正常地頭往下轉而導致難產，警告並要求病人做好準備，可能得提早一個月強行剖腹生產。結果，在中醫一路的幫忙之下，病人在懷孕三十九週順利生產，胎兒健康，三千五百公克、五十二公分，產婦也安好，身體恢復良好。

個人以中藥助孕最高齡的紀錄

這並不是我幫助懷孕生產的病人中年紀最大的一位，年紀最大的將近五十歲，不過，她不是爲了想要懷孕而懷孕。那位病人好幾個月月經沒來，又快五十歲了，認爲是更年期開始了，來診所調理身體，希望能讓更年期更順暢。

初診時，我向病人解釋中醫的生理學，乳汁如何下行、轉化爲經血等，告訴她我們得先確定這個循環過程通暢，如果月經還是沒來，那代表眞的是更年期了。

病人三週左右後回診，告訴我月經還是沒來，我正準備把中藥方向由「通」改爲「補」，進入更年期的調理，病人卻告訴我她懷孕了。

原來，他們夫婦倆認爲這個時候絕對不可能懷孕，行房時沒有避孕，沒想到服用中藥讓病人再度排卵，結果就懷孕了。病人及先生很驚訝，不過，他們仔細評估自己的人生後，非常高興。本來小孩都已經上大學，空巢期開始了，這個時候再度有個小嬰兒，讓他們在沒有金錢及工作的壓力下，重新再走一趟養兒育女之路，認爲是老天的恩賜及安排，非常難得。九個月後，順利生產，母子健康。這個無心插柳的病例，成爲我個人用中藥幫助自然懷孕生產中，年紀最大的紀錄。

・第三十二章・

男性性功能不佳

很多人都認爲一些中藥可以「壯陽」，這在華人社會內相傳已久。沒錯，中醫確實有許多「補腎壯陽」的中藥材，不過，眞的臨床治療男性性功能不佳，並非都是大家想像的那樣，好像泡製個什麼中藥酒，就能解決問題。這裡討論兩個病例，讓讀者做比較。

病例

第一個病例比較直接。病人，華人，五十多歲，因爲一些家庭因素，加上工作繁忙，六、七年來沒有性生活，性功能不佳。前一陣子他希望能重新開始有正常的性生活，擁有比較平衡的人生。

藥方解析

這位病人是診所的舊病人，身體本來就有許多複雜的問題，經過一段時間的治療，好不容易穩定下來。因而在幫助他提升性功能時，我有些顧忌，不希望影響到他其他的問題。所以，我給他一個簡單的中藥組合，以「桂枝湯」爲基礎，加上一些補腎陽、腎陰的中藥：桂枝、白芍、炙甘草、生薑、紅棗、陽起石、淫羊藿、肉蓯蓉、黃精、杜仲。爲了安全起見，第一次我只給他一週的分量。

病人剛開始服用兩、三天，告訴我沒什麼不良的影響，卻也沒有效果。原來他以爲中藥方和西藥「偉哥」（Viagra）一樣，服用三十分鐘內立即有反應，我笑著跟他解釋，中藥治本，不像偉哥那樣立即局部充血，但也沒有偉哥對心血管等的嚴重副作用。病人服藥一週後，感覺有點用處，又拿了兩週的中藥。

三週分量的中藥，病人斷斷續續服用，不到一個月，病人回報性功能「好到不得了」。三週分量的中藥服用完後，病人停了中藥，還又維持了兩個多月非常良好的性功能；同時，精子量大幅提升，量多到泌尿科醫生建議他，如果這個年紀不想生小孩，最好趕緊去結紮。

病例

第二個病例是一位年輕男士，華人，二十多歲，是個年輕有爲、很有教養的科技人。他告訴我，他有位心儀的女士，對方對他也有意思，可是他不敢發展成爲男女朋友關係，因爲他從好幾年前開始，勃起都無法超過一分鐘，之前交往的女朋友皆不歡而散，讓他非常困擾，不知道該不該和心儀的女士繼續往下走。

我一面看診一面問他，有沒有自己探討過性功能障礙的原因。他告訴我，他從十六歲開始上網看色情影片，每天手淫，後來就出現了性功能障礙，勃起不超過一分鐘。他覺得他是常常聽到的「腎虛」，希望中醫能幫他「補腎」「壯陽」。

其實，無論男女，看色情影片，自己取悅自己，並非什麼罪惡的事情，更無關道德與否或心理不健康等，而是正常的行爲，沒有什麼羞恥的。雖然凡事做過頭了，總是會有些負面影響，譬如勞累、精神渙散、不能專心等，但是，這位病人性功能障礙的原因並非如他所猜測的，更不能隨隨便便在外面買什麼「補腎」「壯陽」的中成藥來解決。

藥方解析

這位病人的性功能障礙，主要原因是心陽無法透達小腸，「下焦」寒重，次要原因是他的罪惡感，讓他無法全心投入性行爲中。在治療上，我們並沒有眞的使用什麼「補腎」「壯陽」的中藥材，而是以強心陽、去「下焦」寒爲主；同時，我要他放寬心，不要糾結在自己心靈的枷鎖裡，就算年輕時天天手淫造成問題，也只是年少輕狂的一部分，以正面的態度來看待，對未來並沒有什麼影響。

經過一個月的治療，這位年輕男士很高興地告訴我，他和心儀的女士已經正式成爲男女朋友。他不再有性功能障礙，勃起可以超過十五分鐘，總算擺脫了多年來的夢魘。

上面兩個病例，西醫都給個相同的病名「勃起功能障礙」（Erectile Dysfunction，ED），治療上並沒有什麼區分，多數就是服用偉哥或類似西藥。偉哥每年賣到幾十億美元，雖然暫時幫到不少人，但每次性行爲前都得服用，後續的副作用嚴重，對身體整體而言是負面的。

中醫治療性功能問題，著重治本，雖然不能像偉哥服用半小時內馬上有反應，但服用中藥一小段時間後，效果更好，安全又有效。偶爾有些病人效果不好，許多是心理因素，而非生理的問題。

怎麼知道是心理因素還是生理問題呢？男人身體健康良好時，即使是七、八十歲，每天清晨都應該有晨勃，如果晨勃還算正常，行房有問題，通常是心理因素；反過來說，如果不到一半的日子有晨勃，即使行房沒有問題，也是身體出問題的警訊。

順帶提一下，成年男女有正常的性生活，對身體及心理健康很重要，除非真的能做到清心寡欲，否則，長期沒有正常的性生活，反而會使身體失去平衡，心理也會出現偏頗，並非健康的生活模式。

·第三十三章·

中醫美容

中醫美容越來越受到大家的青睞，無論原本相不相信、了不了解中醫，很多人都對中醫美容有很大的好奇及興趣。這也無可厚非，愛美是人的天性，特別是女士們，身體不舒服，能拖就拖，看醫生太麻煩了；可是一旦出現了黑眼圈、臉頰肌肉下垂、法令紋加深，那可不得了，小則買一堆保養品，大則考慮各種美容方式，就是不能讓自己看起來變老了！既然很多人對中醫美容有興趣，那我們就來討論一下中醫美容吧！

其實，中醫美容並不是什麼新鮮事，很多中醫師都會做，畢竟五臟六腑好、氣血充足，人自然看起來年輕、漂亮。然而，近十年來，韓國因爲各種原因，女士們爲了愛美而選擇整容，情況嚴重到各個年齡層的女士都備感壓力，西醫外科整容業因而蓬勃發展；韓國的漢醫不甘落後，也想分食這個新興市場，大力推展針灸美容，中醫美容的概念快速成長，進而傳到中國大陸、臺灣、日本，甚至歐美地區。

中醫美容大致可分爲兩個方向：第一個方向爲利用針灸去皺紋、提升臉部、消滅局部或全身贅肉等；第二個方向爲調理身體，讓人臉色紅潤、減少水腫、肌肉緊實，健康改善了，也就顯得年輕漂亮。

運用針灸來美容

我們先來討論第一個方向。針灸是如何去皺紋、提升臉部、消減局部或全身贅肉的？這又可分爲兩大類。

第一類或許可以稱爲「韓式針灸美容」。使用很粗的針或很多根針，破壞皮膚淺層筋膜或脂肪組織，再利用一些手法，讓被破壞的組織自我修復時有所改變。譬如使用很粗的針在皺紋下方以多個角度穿刺，破壞皺紋下的組織，再用手用力拉平、壓平皺紋表面，當皺紋下組織重新成長後，皺紋會變得淺一些。

又譬如在肚子上下很多根針，讓身體覺得「異物入侵」，啓動免疫系統，間接導致局部脂肪燃燒，而產生減肥的效果，這也是「埋線減肥」的原理。嚴格說來，這樣的「韓式針灸美容」並非依據中醫的理論，但是因爲容易看到效果，目前十分流行。

不過，這樣的方法並沒有眞正解決身體的問題，譬如脾虛等導致的臉部肌肉下垂等，問題很容易再呈現出來，得再去做針灸美容。

然而，這樣的針灸方式會導致皮下及身體內部的疤痕，做了幾次後效果會大幅下降，同時會讓局部變得「僵硬」，如果在臉上重複多次使用，臉會看起來像打了肉毒桿菌（Botox）般僵硬、不自然，近距離看反而更不美觀。當然，並不是說這樣的針灸方式不能使用，而是醫師及病人都得了解其中的利弊得失，知道自己在做什麼，適度使用，還是挺有效果的。

第二類針灸美容的方式，是依據中醫經絡及穴位的理論來取穴。譬如「合谷面口收」，下針「合谷」穴，能讓臉部比較緊緻，而「承泣」「四白」「地倉」「下關」「太陽」等臉部穴位，可以促進臉部的氣血循環，也會讓臉部比較緊緻、紅潤、光滑、細膩等。又譬如在脾經上的「陰陵泉」「地機」「三陰交」下針，健脾利水的力量很大，也就可以消減水腫及肌肉下垂。

然而，這樣依據「經絡穴位」的方式，就得考驗醫師的功力了，不是哪裡有皺紋、贅肉，就在那裡下針。同時，美容的效果也還得看病人本身的整體情況，譬如病人雙腳水腫嚴重，代表身體已經有許多問題了，但是如果病人只關心醫師幫她消除眼袋的效果，那麼或許醫師已經讓她雙腳的水腫退去大半，卻被病人怪罪眼袋沒有消！

這也就是爲什麼「韓式針灸美容」會成爲「後起之秀」，把「經絡穴位」的針灸美容方式推到一邊，畢竟大多數的醫師都不想要吃力不討好。然而，這不代表「經絡穴位」的針灸美容方式效果比較慢、比較差，還是得看醫師功力、病人整體情況、美容的項目等。譬如我們用「太陽透率谷」「地倉透頰車」等下針方式來治療面癱，連面癱的臉部下垂都可以在一、兩週之內拉回來，那麼因爲年齡增長的臉部下垂，自然就不在話下了。

調理身體、改善健康，自然年輕漂亮

上面解釋的兩類針灸方式，是中醫美容的第一個方向。而中醫美容的第二個方向是以「治病」的角度來改善身體狀態，身體健康了，會呈現出自然的光彩與美麗。

譬如超過五十歲的人，無論男女，常常會面色轉黯淡，反光度及紅潤的色彩不再，同時兩個臉頰會開始下垂，看起來越來越像老虎狗，這樣當然就顯得老。許多人平時自己不覺得，參加活動拍照後，想選一張照片出來放在社群網站上，才發現每一張都比印象中的自己老了十歲！

然而，這樣衰老的容貌其實不難改變。我臨床上幫助過很多這樣的病人，大多是肝血不足使得臉色暗沉，脾氣虛使得肌肉鬆弛、水腫，以柴胡等清肝、四物等養血、白朮和茯苓等健脾利水，很快就可以看到改善。

其他美容上的問題，從臉上褐斑、眼袋臃腫、蝴蝶袖、下腹突起、臀部下墜，到大量掉髮、白髮大增、髮質枯槁等，也都是健康問題的表現。在中醫辨證論治下，以中藥方劑來改善健康又增進美麗，一石二鳥，不但效果好，也維持得更長久。當然，還是可以配合前面討論的兩類針灸方式，針對病人「客觀的身體狀況」及「主觀的美容需求」，量身打造「綜合美容計畫」，治標和治本同時進行，不失爲推展中醫到全世界的另一條道路！

幫助陰部緊縮的中醫方法

既然討論中醫美容，我們就不避諱一個令人尷尬而羞於公開討論，卻在韓國及中國大陸十分流行的美容項目，那就是幫助女士陰部緊縮的中醫方法。

有些女士可能覺得生過小孩或年齡增長，陰部會比較鬆弛，擔心影響到夫妻生活，又覺得整容外科的縮陰手術不自然，效果維持不久，也擔心可能的副作用，於是轉而求助於中醫。

中醫確實有些方法來幫助這樣的問題，方式也不外乎上面提到的基本方向。治標可以用針強刺激腹股溝、陰部附近的肌肉，或者依循中醫的穴位，從婦科相關的「八髎」「中極」「曲骨」「秩邊」等，到補氣血的「足三里」「三陰交」等，配合肝經、任脈、衝脈上的穴位，可以有不錯的效果。治本方面，可以從中醫病理上來檢查病人的問題所在，譬如「下焦」寒濕會導致遺尿、帶下、性欲低落、下腹肌肉鬆垮等，陰部鬆弛也就不太意外，使用中醫方劑來治本，也同時解決其他婦科方面的問題。

不過，這裡得強調一點：除了少數的病例，大多數的女士並不需要擔心陰部鬆弛影響夫妻生活的問題。許多醫學研究認爲，夫妻性行爲的滿意度，取決於兩人的態度、心情、情境、欲望、互動等因素，而女士陰部緊縮與否，就和男士陰莖大小是否會影響性生活滿意度一樣，一直是個庸人自擾的問題——大多數醫學研究的結論都表示，二者對性生活滿意度的影響很小，不足以讓人擔心。不過，反過來說，如果用中醫方法能讓原本一直擔心的女士們放下這個心結，間接解除「心理上的障礙」，那麼，夫妻生活或許可以有所改善。

·第三十四章·

臨終關懷

生命總有走到盡頭的一天，在步入未知世界的前一刻，生命的尊嚴顯得更加重要。

那天早上診所接到一通電話，是病人的先生打來的，告訴我們病人一天多前過世了，走得很安詳。他謝謝我們近半年來幫助他太太，讓她多做了許多想做的事情。

病例

這位病人，六十多歲，華人女士，來診所就診之前早已得了腹膜癌，經過西醫化療等標準治療流程後，暫時好像穩定了下來。很不幸的，沒多久癌症復發，而這一復發就是末期，癌症已經擴散到身體許多地方，腫瘤科西醫宣告放棄，不認爲有任何有效的治療方法，只能提供臨終關懷（Hospice Care），病人隨時可能辭世。

症狀

一月初病人來找我幫忙，那時她已經非常瘦弱了，幾乎沒有什麼肌肉，用「皮包骨」來形容一點也不為過，肚子卻非常大，像大半個排球硬塞在病人極為瘦弱的身體裡，反差非常大。

病人臉上沒有血色，像一張慘白的紙覆蓋在暗沉的頭骨上，頭髮出現枯槁的色調，雙腳明顯水腫。病人以微弱緩慢的話語，一一解釋她生病和治療的過程，以及西醫的無解。她的經歷好像一位瘦弱的殘兵，帶著彎曲破鈍的劍，隻身面對一排又一排的精銳敵軍，明明知道沒有勝利的可能，卻需要勇敢地走過這個路程。

盡量減少病人的痛苦

初診時，我認為病人存活的機率很小，心裡想著可不可能幫病人再拖個兩、三個月，並盡可能減少她的痛苦。在這種情況下，我無法對病人隱瞞我的評估，雖然我沒有明講兩、三個月，但是我直接告訴病人不要期待奇蹟，趁著體力還能支撐時，想做的事、該做的事就去完成，我會盡力幫她延長生命，也會盡力幫她減少痛苦。既然老天已經決定不給太多的日子，就讓這些剩下的日子變得更有意義。

近半年的治療中，病人幾度出現生命枯槁敗亡的情況，又幾度拉了回來，心情也起起伏伏。不過，病人很勇敢，說她每天念很多書，記滿好幾頁的筆記，那是她最大的快樂。上一次看診時，病人突然問我，她會是怎麼走的？我告訴她，我希望在中醫的幫助下，她不會像許多癌末病人一樣承受極度的疼痛，雖然器官嚴重衰敗下她的辭世是必然的，但希望她可以在沒有痛苦的情況下，安詳地睡過去。當時，病人謝謝我，說那就是她想要的，沒想到一語成讖，沒有等到下次的複診，她眞的走了。

我的難過不在話下，然而，我治療過很多癌症病人，這樣「生老病死」的過程，在我每次接治新一位癌末病人的那一刻，心裡就已經知道我遲早得面對如此的壓力與傷感。

世上沒有「神醫」，醫生能做的只是盡量延長病人生命及提高病人的生活品質。雖然會有些驚喜，西醫說兩、三週，在中醫治療下病人存活了兩、三個月、半年或一年，有的到目前爲止一直還幸運地存活著，但也只能謙卑地面對一個一個的癌末病例，讓老天做最後的裁決。

我還記得這位病人第一次來就診時告訴我，她之前接受西醫治療的同時，也一直有看中醫。我問她爲什麼不繼續讓原來的中醫師幫助她，她說經過好一段時間的就診，才發覺那位中醫師只是在「養病人」，針對她一些小問題來下針，譬如減緩胃脹、便秘等，或者給她一些不痛不癢的中成藥，根本沒有針對她的癌症來設法延長她的生命，卻以治療癌症的名義要求她每週都得定時去針灸，誤導她的認知，換取她長時期的就診及治療費用。這是很沒有醫德的——並不是說每位中醫師都得治療癌症，或者這樣解決小問題的方式沒有多多少少幫助到病人，而是得讓病人充分了解醫生在幫病人什麼忙，讓病人能夠正確安排治療的整體計畫；不然，非但嚴重耽誤了病人的醫療，更剝奪了病人生命最後的尊嚴。

幫助癌症病人，低頭謙卑地面對生死

這個問題在中醫界很嚴重。我參加過許多大型的中醫會議，有不少與會中醫專家討論癌症治療病例，其中也不乏所謂的國醫大師及科研計畫的負責人。然而，絕大部分所謂的癌症治療病例，都只是幫助癌症病人某些片面的問題，譬如改善肺癌病人的食欲不良、改善肝癌病人睡眠品質不佳等，並非眞的治療癌症，也很少有後續發展的追蹤，不足以代表中醫能否眞的延長癌末病人的生命及減少最後的痛苦，卻被大刺刺地拿來用以宣傳中醫治療癌症的成效。

更糟糕的是，這位病人還告訴我，她有段時間找人推拿，推拿的人竟然告訴她有用推拿把惡性腫瘤「推掉」的例子！實際上，這位病人卻因爲推拿過重而變得很虛弱，病情反而惡化。這樣的「治療」，已經不是醫德的問題，而是違反醫療法規、虛假宣傳的非法行爲了。而類似的情況，廣泛存在於許多華人地區，利用病人「病急亂投醫」的心急與慌亂來斂財。

末期癌症是非常棘手的問題，中醫西醫都一樣，我們能做的是盡量延長病人生命及提高病人生活品質。眞的幫助過很多癌症病人的醫生，是無法不低頭謙卑地面對生死，以醫生的謙卑來換取老天的一些時間。醫生面對的是病人的生命及家屬的苦難，而不是虛假不實的沽名釣譽，更不是一場斂財的金錢遊戲。

・第三十五章・

醫生與病人

前面零零散散討論了一些不同的病例及故事，本來還想討論更多臨床常看到的健康問題，也分享更多的故事，然而，出書的篇幅有限，總得在某處收筆，其他的病例及故事，留到下次寫書或教學時再來討論。不過，在第二部結束前，想再分享一個病例，當作本部的結尾。

病例及症狀

這是一位四歲的小病人，病人全家住在中國深圳，出生時發現有腦部缺陷、癲癇、嚴重智力發育不足。病人的智力及行爲能力大約停滯在一歲以下，無法正常控制身體，讓他坐在沙發上時，不能用身體或手支撐住而倒下；嚼咽不良，得吃半流質食物；還不會說一個字，閱讀、使用雙手做事、與人互動就更不用說了。

四年來，病人父母找過許多醫生，也求助於多種所謂的特殊治療方法，效果不彰，癲癇好了一些又復發。他們在網路上看到許多關於我指導西醫以中藥方式治癒新冠肺炎重症病人的報導，以及網上的醫案及講座，抱著一線希望，找我幫忙治療孩子。

我幫助過很多癲癇的病人，這位小病人的癲癇相對不嚴重，一天發作十幾次，每次發作時身體僵硬、抖動等，但沒有會咬斷舌頭、窒息等危急狀況。眞正嚴重的問題是，在這個年齡前前後後的幾年內，大腦神經網絡本來應該經由突觸修飾過程（synaptic pruning）而快速發育，但腦內大量不正常的痰飲積水，嚴重影響智力發育，如果不盡快處理，孩子很可能終身沒有行爲能力；說難聽一點，比一隻小狗更需要別人的照顧。

治病不能只治「形」，必須治到「神」

根據我治療癲癇的經驗，設法排除腦部痰飲積水的過程中，癲癇非但不會馬上減少，反而有可能會大幅增加。然而，病人父母非常專注在癲癇發作的次數，之前的治療中，只要癲癇發作的次數增加一些，他們就會認定是治療無效，醫生功力不足。我花了很多的時間解釋，輕微癲癇發作不是最重要的，最重要的是病人智力及行爲能力的進步。病人父母嘴裡說能理解，心裡卻仍然非常介意癲癇發作的次數。

遠程治療三個月下來，雖然從蛛絲馬跡上我可以看出來病人開始改善，病人父母卻緊盯著癲癇發作次數上上下下，一直追問爲什麼還是每天發作好幾次。我想如果他們不是看在外界對我的評價及許多眞實病例的分上，可能已經覺得治療無效，急忙找尋下一位醫生。

這個時候，如果爲了自己的「名聲」，我大可專注在癲癇發作上，使用所謂的熄風、止痙、潛陽的中藥來壓制癲癇症狀，讓病人父母覺得醫生很厲害。然而，這樣的治療對這位小病人並非最好的方法，就如同使用抗癲癇西藥能立即大幅減少癲癇發作次數，卻錯失了大腦發育的時機，留下來的是一個沒有行爲能力、比植物人好不了多少的生命。如果我不知道如何治療就算了，可是我知道什麼對病人是最好的治療方法，我無法昧著良心，去討好病人的父母，去增進所謂的「名聲」。我寧可他們懷疑我的醫術，也得堅持下去，治病不能只治一個「形」，得治到「神」。

病人智力及行為能力的進步

又經過一個月的治療，病人父母開始看到了變化，不但一週完全沒有癲癇發作，更重要的是，孩子的智力及行爲能力開始改進。他的手腳力氣及控制能力增強，可以用手支撐身體坐在沙發上了；看到哥哥吃餅乾，會出現哭鬧想吃的動作；逗他，會笑；把東西從他手中拿走，會哭鬧。其他大大小小不同的表現，皆顯示病人的大腦開始發育，身體控制、觀察力及與外界互動能力增加。

目前這個小病人還在繼續治療，病人父母總算認爲治療是有效的，我們也開始對他的人生發展有了一些希望。雖然他不一定能像其他人一樣上大學、找份工作來賺錢養家，但希望他能自己處理日常生活中大多數的事情，平平安安地過日子。

病人和醫生的互信及合作

醫生是個良心事業，就像修車師傅一樣，除非顧客很懂汽車，否則若修車師傅存心騙人，你不但不會知道，還感謝他很快修好又幫你打折，只是不知道爲什麼，沒多久車子又有其他的問題。許多病人在意服藥後立即的反應，似乎症狀馬上緩解就是最好的治療，甚至覺得藥方開對了就應該像吃八寶粥一樣服服貼貼，沒有什麼不好的感覺。非常簡單的小毛病或許如此，但複雜的健康問題往往需要像治國打仗一樣，有策略地一步一步來醫治。

也因爲如此，病人和醫生的互信及合作很重要。醫學，不是百分之百的科學，有太多的變因，不能像設計網路遊戲軟體一樣，每個環節都可以掌握，更不能像修車一樣，大不了就換個新零件。病人、家屬、醫生，就像一個團隊，要一起合作來對抗病魔。病人和家屬在尋求某位醫生幫助前，應該仔細打聽及研究，確認這位醫生是不是值得信任，而不是「邊走邊看」，甚至抱持考考醫生的心態去就診。

這就好像一位運動員，爲了參加大型比賽而想請有經驗的教練來教導，教練仔細觀察及分析後，指出運動員的問題所在，提出整體訓練計畫來改進運動員的成績。本來運動員應該趕緊開始按照計畫訓練，卻半信半疑，不花時間好好訓練，反而到處問其他人這樣做對嗎、那樣做行嗎，甚至混雜自己的許多意見，任意改變訓練計畫。

運動員至少對自己參與的運動項目十分了解，他質疑教練的觀點，還可能有些道理；但大多數病人及家屬的醫學知識只限於網路懶人包的程度，有些病人及家屬卻非常執著地指導醫生如何治病。當然，病人及家屬也不能只是相信醫生，什麼事都不管，而應該和醫生同一個團隊，多溝通、多討論，協助醫生來幫病人的忙。

反過來說，病人往往是醫生最好的老師。醫生不能被病人及家屬的意見牽著鼻子走，卻也不能不聽病人及家屬的反饋，硬著頭皮一路向前衝。醫生虛心傾聽病人的反饋，了解病人言語背後的意義，對自己的治療思維保持一種學習的心態，是醫術精進的一大助力。我非常感謝病人對我的信任，讓我嘗試各種不同的治療方法，給我很多的反饋，也與我分享他們生活上大大小小的事情，以及許多不爲人知的故事。他們幫助我在臨床醫學這條路上不斷成長，在這個面對生老病死的工作中，重新認識自己生命的意義。

不過，話說回來，病人和醫生之間有良好的互信及合作，前提是醫生的良心沒有被利益與名聲給淹沒。我們在第三部來談談中醫的亂象。

第三部

回歸臨床實際療效

·第一章·

中醫的亂象

魯迅對中醫的批評

一九二〇年代，中國處於「全盤西化」的時代轉變，新文化運動領袖之一的魯迅，在他寫的《吶喊》一書與〈父親的病〉這篇文章裡大肆批評中醫，認爲中醫故弄玄虛來唬人、撈錢，草菅人命，他以「中醫不過是一種有意或無意的騙子」一句話來總結中醫的地位。

魯迅到底多了解中醫、現代醫學，甚至一般的科學知識，我們很難確認；但是，從史料上的記載看來，或許魯迅對中西醫及科學都不甚了解。因此，我也曾經大罵過魯迅，身爲一代文化領袖，對自己不懂的東西大肆批評，比無知還糟糕，失去了知識分子對社會的基本責任。然而，行醫多年下來，我從自己看到及病人轉述的許許多多故事裡，生出了很大的感觸。其實，魯迅說的並不完全錯誤，我們可以把他的話修正爲「很多所謂的中醫不過是一種有意或無意的騙子」，雖然不能「以偏概全」，可是這個「偏」已經占了很大的比例，讓人十分憂心！

用另一個有同樣問題的領域來討論，讀者可能比較容易想像。最近一則新聞中，有位自稱「太極大師」的自創太極門派掌門人，幾年來開武館收了很多徒弟，在網路上名氣很大，儼然一代武術大師。然而，最近和業餘的拳擊愛好者進行擂台賽，短短三十秒內就被對手直拳打倒三次，完全沒有防禦及反擊能力，最後昏迷倒在地上，毫無疑問地證實了這位所謂的武術大師根本沒有什麼搏擊能力，完全是虛假騙人的。

各種亂象

造假騙人的事情並不少見，但奇怪的是，爲什麼這幾年來這位先生可以開武館收學生，到處被捧爲大師？難道沒有人看得出來他的功夫是假的嗎？這樣的程度，爲什麼還敢上場與人對打？爲什麼騙局被揭穿後，還有學生出面替他辯護？其實，從這位先生之前在網上發布的視頻短片中，不難看出許多破綻——譬如下盤非常不穩、上盤虛晃太多、動作空洞無勁、呼吸節奏混亂、防守空門過多等一連串的問題，稍微學過任何一門實戰武術的人，大概都可以察覺其中有所蹊蹺不實，不值得信任。

那麼，整件事爲什麼可以有如此無知的上升及如此無恥的潰敗？

首先，傳統武術總帶有一絲神秘色彩，武俠小說、電影電視加油添醋，加上很多人熱中中華文化復興過了頭，抓到了可以加分的題材，毫不考證就拿來當作推廣範例，越分享給親朋好友，自己就越相信，不然哪來的自我價值？

第二，很多華人很「鄉愿」，遇到虛假不實的事情，往往不願意發聲，不想多管閒事，更不想得罪人，甚至有些人把這樣的「鄉愿」誤當成一種「美德」，讓僞君子、眞騙子也就有了十足發揮的空間。

第三，既然這個領域很混亂，比比皆是假大師，那就你捧我、我捧你，花花轎兒人抬人，你是大師、我也是大師，何樂而不爲呢？被人捧久了，自己也被洗腦了，假的也當成眞的了，自以爲上了擂台還眞的可以打贏。苦的是那些不了解內情的門外漢，以爲有其他「大師」的認可，一定假不了。

這樣的問題，在武術界還比較容易解決：把各個自稱武術大師之人推上擂台，讓不同路、眞會打架的拳擊選手、摔跤教練、特種軍人等去挑戰他們，很快就可以分辨眞假。

但分辨中醫醫術的眞假高低，就沒那麼簡單了。臨床治療變因太多，心理作用的影響都可以達到三分之一，還有其他很多事情可以讓存心騙人的中醫師有很大的空間來炒作。

再怎麼差的中醫師，按照網路上的醫案藥方依樣畫葫蘆，一百個病例中也可能矇到一個「神奇」的病例來吹噓，更何況是那些刻意包裝、大肆渲染的中醫師？更糟糕的是，隨著中醫越來越熱門，一堆「中醫大師」跳出來教中醫，臨床上沒有治好多少個複雜的病例，拿著書本的內容及別人的病例，頭頭是道地講解，唬得學生一愣一愣的，甚至很多根本不是中醫師，而是學文學的、搞哲學的，自己看了幾本中醫書籍卻沒實際臨床經驗……這樣的情況下，無論講得多麼精采、出神入化，也只是臆測、猜想、紙上談兵，對學生、對病人都是非常沒有良心、假借中醫之名來行騙的眞騙子！

西醫心臟外科手術醫學生在醫學院畢業後，得經過五年的一般外科住院醫生訓練，再經過三年的心臟外科訓練，通過考核才能正式成爲心臟外科手術醫生；接著要再經過多年的實際臨床手術，有了非常多的成功手術紀錄後，最終才能成爲教導他人的心臟外科教授。即使如此，心臟外科教授也不會跨過專長領域，去教學生內科、病理科等。如果中醫依照一樣的標準，只准教導自己親自大量治療過、療效卓越的病症，那麼市面上大概九成九的「大師」會消失於無形，中醫也才能回到救人治病的良心事業，而不是用來賺錢、說說唱唱的演藝事業。

紙上談兵的困境

中醫在大學學術界裡較不誇大渲染，卻也有其他方面的問題，譬如為了升遷，偏重在做研究、寫論文。但中醫臨床治療的論文何其難寫，遠不如使用白老鼠在實驗室裡測試對中藥材化學成分的反應，一年內可以出好幾篇論文，臨床治療反而不是最重要的工作。正因為如此，常常出現象牙塔內紙上談兵的故事，中醫從實用醫學變成了考究文字的訓詁學，與眞實臨床治療出現偏差。

這次中國大陸對抗新冠肺炎疫情，通許縣人民醫院表現卓越，西醫院以中醫方法成功治癒新冠肺炎危急重症病患。然而，消息剛傳出去，馬上就有中醫藥大學教授出來批評，表示通許人民醫院的中藥藥方「不合規範」，需要由他們重新指導、修正。他們認為哪裡「不合規範」了？舉幾個例子，讓讀者了解其中的問題所在。

細辛不過錢？

第一，中醫學術界一直有個以訛傳訛的錯誤，認為「細辛不過錢」，意思是細辛的用量不得超過一錢，也就是約三克。這個說法相傳已久，宋朝陳承著作的《本草別說》寫道：「細辛，若單用末，不可過半錢匕，多用即氣悶塞不通者死。」傳到了明朝，李時珍在《本草綱目》中又引述《本草別說》來解說：「細辛非華陰者不得爲眞，若單用末，不可過一錢，多則氣悶塞不通者死。」

然而，這其中有許多的誤謬，近代大醫家張隱庵、張錫純、陳修園等人都反對此說法，認爲不符合臨床上的經驗。而依照中醫經典研究，細辛爲辛香發散的中藥，並不能閉氣，怎麼可能導致「氣悶塞不通者死」？《神農本草經》列細辛爲「上品」，無毒，「久服明目利九竅輕身長年」，《傷寒論》和《金匱要略》亦有許多方劑使用大過此劑量的細辛。另外，就算《本草別說》是對的，也是指單獨拿生的、沒水煮過的細辛打成粉來直接服用，並非加入藥方中煮成湯劑，而許多現代生物化學研究也得到明確結論，水煮過的細辛沒有毒性。

那麼，爲什麼「細辛不過錢」的誤謬在中醫學術界依然流傳下去，老師還繼續如此教導學生？因爲很多中醫藥大學教授缺乏大量治療重症、急症的經驗，既然有「細辛不過錢」一說，何必自找麻煩使用較高劑量的細辛呢？自己不用，無法充分了解細辛的臨床效用及反應，當然也就如此教導學生。

這次對抗新冠肺炎，中國國家中醫藥管理局公布的「清肺排毒湯」，細辛一日劑量爲六克，還特別強調即使只是普通感冒也可以服用「清肺排毒湯」，國家中醫最高管理單位首度公開打破「細辛不過錢」的錯誤。即使如此，依然有許多中醫藥大學教授及中藥材商店對細辛用量耿耿於懷。

生半夏有毒？

第二，「生半夏有毒」？這又是個以訛傳訛的誤解。半夏這味中藥材，沒有水煮、直接生吃時，會刺激口腔、咽喉、消化道黏膜，可能導致局部腫脹、疼痛等現象，嚴重時可能造成呼吸困難，有窒息的危險。問題是，藥方中的生半夏並不是要病人生吃半夏這味中藥材，而是指加入沒有炮製過的半夏一起水煮，而許多現代科學研究已證實，水煮過的生半夏沒有毒性。

現在市場上賣的法半夏、薑半夏等，都是已經炮製過的藥材，藥性大減，臨床效果不佳。當代名醫李可不知道罵過多少次，他經常開生半夏六、七十克以上，臨床效果良好，幾十年也沒出現問題。更有意思的是，中藥方中同時加入生半夏和生薑一起煮，也就如同使用薑半夏一般，卻不會把煮好有藥性的湯劑倒掉，把剩下的殘渣薑半夏曬乾來取代藥性良好的生半夏；換句話說，何來的「生半夏有毒」？又是一個象牙塔內沒有實戰經驗下，「三人成虎」的例子。

中藥十八反？

第三，中醫學術界一直流傳著中藥的「十八反」「十九畏」，也就是有些中藥不得一起使用。這次我們治療新冠肺炎，許多中藥方中半夏和附子並用，就違法了「十八反」的指導原則。然而，所謂的「中藥十八反」，本來就有很多爭議，原本的意思是指藥性可能改變或增強，得小心使用，但不是禁用，甚至認爲厲害的醫生反而刻意使用「十八反」的中藥組合來達到奇效。

譬如《本草綱目》指出「相惡、相反同用者，霸道也，有經有權，在用者識悟爾」「甘草與藻、戟、遂、芫四物相反，而胡洽居士治痰，以十棗湯加甘草、大黃，乃是痰在膈上，欲令通泄，以拔去病根也。東垣李杲治項下結核，消腫潰堅湯加海藻。丹溪、朱震亨治勞瘵，蓮心飲用芫花。二方俱有甘草，皆本胡居士之意也。故陶弘景言古方亦有相惡、相反者，乃不爲害」等。

歷代很多大醫家的醫案，以及中國國家編制的中藥藥典裡，很多藥方都違反所謂的「十八反」「十九畏」。而這次有爭議的半夏和附子並用，早就有研究報導指出，附子和半夏並用臨床療效更好，沒有不良副作用；換句話說，所謂的「十八反」「十九畏」是給臨床醫生參考用的，提醒他們使用上要多注意一些，並不是禁止使用的教條。

然而，「十八反」「十九畏」非常適合考試，幾乎所有中藥相關的考試都會考到這些「禁忌」，同時也是做中藥研究、寫論文的好題材，從「十八反」「十九畏」內抓一些相反、相畏的中藥配伍出來，做些臨床或實驗室內的測試比較，無論觀察的結果是有反、沒反、有畏、沒畏，都很容易寫成論文來發表。因此，「十八反」「十九畏」是中醫教授及學生們心中難以打開的心結，卻也導致這個臨床治療上礙手礙腳的誤謬一直無法下架消失。

以上舉的幾個例子，只是中醫學術界問題的一小角落，還有很多部分可以討論，目前中國大陸掀起了中醫教育改革的風潮，或許在有志之士的努力下會逐漸改善。然而，中醫除了上面提到的臨床業界及學術界普遍性問題外，在社會大眾層面也有很多的問題。

在社會大眾層面的問題

隨著網路及網路社群爆炸性的發展，網紅文化及經營模式盛行，遍及各行各業，中醫也不例外。中醫診所及中醫師以網紅模式來宣傳，不在話下，很多非中醫專業人士也利用網紅模式吸引關注，增加點擊率來換取廣告收入。許多人蒐集或撰寫健康及養生相關文章，在部落格、臉書、微信群等社群媒體上大量張貼，告訴大家吃這個防癌症、喝那個長命百歲，更有人沒什麼臨床看診經驗，卻大肆評論各種中西醫醫療方法，利用一些關鍵字及似是而非的思維來說服不了解醫學的社會大衆，說得頭頭是道，幾十萬的讀者也就跟在後面轉來轉去！

網路上還有另一種奇怪現象：臉書及網路上有很多健康醫療相關的討論社群，在這之中，不論是參與討論的人，還是在一旁默默閱讀的人，絕大多數都沒有醫學背景。當一個人有健康問題，或者對某種醫療方法有些想法，即在網頁上詢問或發表。接下來，一堆沒有醫學背景的人就開始發表意見，湊在一起討論醫療問題，有些互相支持，有些互相反對。然後，好像投票一樣，大家開始比較哪一邊較多人支持、較多人按讚，似乎眞理「越辯越明」，越多人贊同的答案好像就是對的一般。我曾經看到一位媽媽在臉書上問大家：「如何知道小孩子流鼻水是感冒還是過敏？」很多人提出不同意見來回答，其中有位媽媽信誓旦旦地說：「流清鼻水是感冒，流黃鼻水是過敏。」最後這個回答被「票選」爲正確答案，讓人啼笑皆非。

這樣的討論模式，用在某些其他領域或許行得通，可是用在醫療上，不但很不理智，甚至很危險。醫療是不講「民主」的，「治好病的醫生說話」。如果你或你的摯愛在手術台上進行心臟手術，醫院開放現場網路直播，讓世界各地上百萬的網民即時票選下一刀要切哪裡，你願意嗎？下次看到這樣的社群討論，倒杯好茶、端盤瓜子，當作看看戲就行，不要認眞。不然，腦中堆積了一大堆似是而非的東西，下次就換成是你上去發問：爲什麼乖乖照著網上的建議吃這個、喝那個，沒看到健康改善，卻換來一身的病痛?!

再次提醒讀者，不要因爲喜愛中醫，看到了什麼中醫的神奇報導，或者吃這個、做那個就可以遠離病痛、長命百歲的文章，就完全都不查證、不加思考地轉發出去。如果那些不實宣傳、虛假病例、似是而非的文章被許多中醫愛好者拿來瘋傳，在旁觀看的西醫專家及廣大的群衆很容易一眼看穿，直接的結論就是「中醫果然是一群騙子加瘋子」。這根本不是幫忙推展中醫，而是害死中醫。

·第二章·

回歸臨床醫學的基本面

該如何解決這麼多的中醫亂象？如何將中醫推展到國際主流？當務之急，不是去和西醫爭論，也不是搞民族主義，更不是天馬行空硬扯什麼最新的科學發現，現在應該要做、必須做的，是回歸到臨床的實際治療效果。

許多人推展中醫，好像一定要追溯到河圖洛書、易經八卦。其實，很多人不管談到什麼中華文化的東西，也都要抓著易經。易經及其他的經典古籍有沒有價值？當然有，不但有價值，而且有很高的價值，值得我們深入研究，探討很多事物的道理及演變規律。然而，真正專研及讀通易經的人少之又少，這些人當中有大量中醫臨床治療急重症經驗的更是沒幾位；換句話說，用河圖洛書、易經八卦等來推展中醫的人，絕大多數都只是臆測、自我解釋，既無法回答易經專家的疑問，也無法面對臨床中醫的考核，或許不是有意欺騙別人，卻是眞的在忽悠自己。

還有一些人，非常喜歡把各種科學新發現拿來解釋中醫，說明中醫有多麼偉大。前陣子，我看到一些中醫大學教授發表的針灸論文，他們找來一些有健康問題的小孩，不在孩子身上治療，卻幫他們的父母針灸，然後觀察小孩子的情況有沒有改變；發現了改變，就說是針灸的「量子糾纏效應」（Quantum Entanglement），更說是「母子連心」的實證！這實在是讓人啼笑皆非，這些人連基本的量子物理都沒讀過，在報章雜誌看到了一些詞句和極爲粗淺的解說，就拿來東扯西扯，不但被物理學家嘲笑，更把中醫拉黑了。

就算是眞的觀察到幫父母針灸後小孩子症狀改變的情況，也有很多可能的解釋，譬如心理作用，或者父母因爲針灸治療而身體比較舒適，心情好，與小孩子的互動自然也會改善……有太多的變因可以討論，千萬不要拿自己都搞不懂的炫酷名詞來硬冠在任何事情上面。

「西醫檢測，中醫治療」模式

中醫要復興，一定得回歸臨床治療的效果。有眞實的療效，才站得住腳，才能說服大衆，也才能知道哪些中醫專家解釋中醫理論是正確的，哪些則差強人意。然而，這便衍生出兩個很大的問題：第一是如何驗證療效，第二是如何有大規模的統計數字。

這次對抗新冠肺炎疫情，通許縣人民醫院的「西醫檢測，中醫治療」模式，正好提供一個很值得參考的架構，來解決目前的中醫亂象。

簡單地說，我們以中大型醫院爲載體，接受治療的病人必須先做西醫檢測，記錄治療前西醫對身體狀況的評估，但不同於現行的中西醫合併，治療過程完全由中醫主導，以純中醫方法來治療。而爲了記錄治療過程中的改變，依然固定時間做西醫檢測；不過，即使有病情「惡化」的表現，除非中醫師自己確定無法逆轉病情，西醫不得干擾中醫的診斷，更不能以西醫方式介入治療，不然，之前提到的異位性皮膚炎病例，前四週臉上的皮疹發得更加嚴重，如果那個時候被西醫認爲惡化而叫停，那就無法看到病人後來快速好轉的情況，病人的異位性皮膚炎也不會痊癒了。

當中醫師認定病人病情大幅改善時，我們以西醫檢測來比對病人治療前後的差別。雖然中西醫對健康及病症的標準不盡相同，如果病人病情眞的大幅改善，西醫檢測也一定能表現個七、八成出來；即使有些不同的觀點及解讀，也可以詳細記錄下來，作爲以後研究討論的依據。

雖然功力足夠的中醫師並不需要西醫的血液報告、醫學影像等檢測來判斷病情，但是爲了能被科學主流及社會大衆接受，完整且獨立的西醫檢測可以記錄病人接受任何治療前、治療中、治療後的狀況，作爲判讀、統計治療效果的依據；反過來說，對中醫臨床經驗還不十分充足的醫生，這也不失爲比對學習的機會。

譬如這次中醫救治新冠肺炎病人，有多年治療肺炎經驗的中醫師，並不需要靠肺部CT影像及各種檢測來診斷，仔細觀察病人的聲音、咳嗽深淺及方式、綜合症狀等，就可以判斷肺家的病情，知道痰飲有多深、多濃稠。然而，這需要足夠的臨床經驗，也不容易快速推展。通許縣人民醫院幾位學習中醫的西醫主任不是那麼有把握只靠中醫的望聞問切來診斷，便利用肺部CT影像來確認肺部下方是否痰飲很重、胸腔是否積液等，一方面可以增加診斷的信心，另一方面讓他們拿來和病人呼吸、咳嗽、說話、身體動作等症狀做比對，讓他們更了解中醫書籍中描述的細節，增加他們學習中醫的速度。多比對幾次，有了經驗及信心，就可以不再依靠醫學儀器，能以中醫望聞問切的方法來獨立辨證。

當然，一開始很不容易推展這樣的模式，一個中大型的西醫院為什麼要如此配合推展中醫？通許縣人民醫院是一個很難得的開端，一個百分之百的西醫院，一群臨床經驗豐富的西醫師，真心誠意願意好好學習正統經典中醫，逐漸把西醫治療方法擺在旁邊，使用純中醫的方法來幫助病人，卻又非常熟悉相關的西醫知識及檢測，可以完整記錄以後需要拿來做驗證的西醫指標。

值得慶幸的是，經過這一次以中醫對抗新冠肺炎疫情的明顯成效，很多中國大陸的西醫師開始相信中醫，也有興趣學習中醫。已經有許多家中大型醫院聯絡通許縣人民醫院，希望能向他們學習，複製通許縣人民醫院的「西醫檢測，中醫治療」模式。

讓中醫重返科學殿堂

越來越多中大型醫院推展「西醫檢測，中醫治療」的模式，就能累積越來越多完整、有規範、可以科學驗證的病例。大量的數據不僅僅可以深入了解中醫廣泛的治療效果，更可以分析出哪門哪派的中醫理論解釋比較正確、臨床治療效果更加卓越。否則，「文人相輕」，歷代中醫古籍就已經有很多相衝突的解釋，現代人更有一堆五花八門的創作，中醫自己都吵不完，又如何解釋中醫理論及治療方法給外界聽呢？

科學，並不只是狹義的物理學、化學、生物學等學科，而是一種試圖了解世界的思維及方法。所謂的科學，是有系統的觀察，提出「假說」以解釋觀察到的現象，再借此「假說」預測和改變未來的現象。如果這個「假說」禁得起長時間的考驗，「假說」就變成了「定律」，新的「假說」便可以此「定律」爲基礎，再來解釋其他現象；如此不斷往上架構新的「定律」，而能解釋及改變各種現象，形成一門複雜的科學學科。

中醫有很多的「假說」與「定律」，然而，沒有人能確定這些「假說」與「定律」是怎麼來的，原始的研究方法及資料已經不見了，至少已經非常不完整及散亂，留下來的只是研究的「結論」。一門不爲外界認知的學問，如果只有「結論」沒有「過程」，就無法驗證其眞實性，很容易被認定爲只是「哲學思想」，甚至是「僞科學」。藉由「西醫檢測，中醫治療」的模式，我們可以補足「觀察、假說、驗證」的細節，以大量的臨床數據來驗證中醫理論及治療方法，才能讓中醫重返科學殿堂。當中醫被認定爲實實在在的一門科學學科，把中醫推展到國際主流就是水到渠成、順理成章的事了。

・結語・

遇見中醫，連結過去與未來

大半年前，我開始整理個人中醫網頁上的文章及醫案，和出版社編輯討論後，逐漸編撰及增加內容而成爲本書。寫書過程中，正好遇到了世紀瘟疫新冠肺炎的大爆發，日夜親自參與治療，導致了出書的延誤，卻也加強了我推展中醫的理念及行動。

或許你早就是我的粉絲，買下了這本書來仔細研讀；或許你只是位陌生人，在機場轉機，隨手在書報攤拿起這本書來翻翻。這個緣分、這個不知名的點，或許將默默把你帶入一個很不一樣的世界，讓你重新認識中醫的經典智慧；也或許將幫助你自己或身邊的親朋好友了解不一樣的醫學觀點，讓你們遠離疾病的痛苦。

而寫這本書，在我的人生中，又是新的一個點。雖然還不知道這個點會怎麼發展，它將如同已經發生的許許多多點一樣，在我的人生中連結著過去與未來。本書開頭即說明書名定爲《當張仲景遇上史丹佛》，意思是當「中醫醫聖張仲景的經典學說」遇上「現代大學史丹佛的科學思維」——其實，我眞正想說的是，希望有一天，能有一所如同史丹佛大學醫學院一樣規模及學術地位的中醫學院，以眞實的臨床治療效果爲基石，以嚴謹的現代科學思維爲指標，有系統、跨學科地研究及推廣中醫經典學說，造福世人，重新樹立中醫在世界主流科學的價值。

那個未來充滿理想、令人振奮的點，或許此時此刻就在你我心中發芽，連接著你現在看到這本書的那個點……

Eurasian Publishing Group
圓神出版事業機構
方智出版社
Fine Press

www.booklife.com.tw
reader@mail.eurasian.com.tw

方智好讀 135

當張仲景遇上史丹佛：

新冠肺炎治癒率100%的名中醫，用科學思維帶你理解經典中醫，遠離病苦

作　　者／李宗恩
發 行 人／簡志忠
出 版 者／方智出版社股份有限公司
地　　址／臺北市南京東路四段50號6樓之1
電　　話／（02）2579-6600．2579-8800．2570-3939
傳　　真／（02）2579-0338．2577-3220．2570-3636
總 編 輯／陳秋月
副總編輯／賴良珠
主　　編／黃淑雲
專案企畫／沈蕙婷
責任編輯／溫芳蘭
校　　對／溫芳蘭．黃淑雲
美術編輯／李家宜
行銷企畫／詹怡慧．黃惟儂
印務統籌／劉鳳剛．高榮祥
監　　印／高榮祥
排　　版／杜易蓉
經 銷 商／叩應股份有限公司
郵撥帳號／18707239
法律顧問／圓神出版事業機構法律顧問　蕭雄淋律師
印　　刷／祥峰印刷廠
2020年12月　初版
2023年12月　9刷

定價350元　　ISBN 978-986-175-572-4

藉由「西醫檢測，中醫治療」的模式，我們可以補足「觀察、假說、驗證」的細節，以大量的臨床數據來驗證中醫理論及治療方法，才能讓中醫重返科學殿堂。

——《當張仲景遇上史丹佛》

國家圖書館出版品預行編目資料

當張仲景遇上史丹佛：新冠肺炎治癒率100%的名中醫，用科學思維帶你理解經典中醫，遠離病苦／李宗恩 著.
-- 初版 .-- 臺北市：方智，2020.12
288面；14.8×20.8公分 --（方智好讀；135）

ISBN 978-986-175-572-4（平裝）

1.中醫

413　　　　109016354